U0363482

冀连梅谈：
中国人应该这样用药

冀连梅 著

江苏科学技术出版社

图书在版编目（CIP）数据

冀连梅谈：中国人应该这样用药 ／冀连梅著. —南京：
江苏科学技术出版社，2013.12
ISBN 978-7-5537-2230-6

Ⅰ．①中… Ⅱ．①冀… Ⅲ．①药物－基本知识 Ⅳ.
①R97

中国版本图书馆CIP数据核字（2013）第256748号

冀连梅谈：中国人应该这样用药

著　　者	冀连梅	
责任编辑	孙连民	
特约编辑	何春燕　　张松敏	
责任校对	郝慧华	
责任监制	刘　钧	
出版发行	凤凰出版传媒股份有限公司	
	江苏科学技术出版社	
出版社地址	南京市湖南路1号A楼　邮编：210009	
出版社网址	http://www.pspress.cn	
经　　销	凤凰出版传媒股份有限公司	
印　　刷	北京兆成印刷有限责任公司	
开　　本	700mm×1000mm　1/16	
印　　张	17	
字　　数	216千字	
版　　次	2013年12月第1版	
印　　次	2013年12月第1次印刷	
标准书号	ISBN 978-7-5537-2230-6	
定　　价	38.00元	

图书如有印装质量问题，可随时向我社出版科调换。

谨以此书献给我的先生和女儿嘉嘉，感谢他们
对我做科普工作的理解和支持！

冀连梅谈：
中国人应该这样用药

目录
CONTENTS

第三章
CHAPTER THREE | **备孕怀胎是一门技术活**

冀连梅谈：
中国人应该这样用药

药师，其实是专业药物咨询师

北京和睦家医院院长　盘仲莹

药师的职能在国内医疗体系中长期被弱化，导致大多数人认为药师的任务就是卖药，认为他们在卖药时只要把药物的名称和数量弄对了就行。

1997年北京和睦家医院开业时聘请了美国药师，把取药的小窗口变成了开放式的咨询台，为患者用药提供一对一的详尽指导。这算是当年引进国外医疗服务模式的一个亮点。

2010年我们参观美国约翰·霍普金斯医院的多学科查房，药师赫然在列，而且对患者用药要点进行提示点评，给我们留下了深刻印象。随后我们医院也设立了临床药师职位，制定了临床药师参与多学科查房并就患者用药与临床医生进行讨论和交流的制度。

这些拿来主义的经验推动了药师服务模式的变迁。而当和睦家药师冀连梅通过微博、微信向数以百万计的公众传播安全用药知识、普及科学健康常识时，她开辟了一个全新的领域，书写了全新理念的药师岗位职责：为服务的社区和公众传播科学、可信的用药知识。

开博仅一年多，她就发表了大量科学实用的博文，这些博文已经可以编辑成册。可以想象，她付出的努力多么巨大！非常幸运，我见证了她从一名普通药师走向微博名药师的过程。

期待冀连梅的努力和成功激励更多药师服务社区、走进家庭。

为爱关注，为爱守护

北京协和医院妇产科副教授 / 副主任医师　张羽

　　我是在微博上认识冀连梅的，通过她的长微博我学到不少用药科普知识。尽管如此，看完她的这本新书，我还是有些惊讶的。一方面，确实有些内容我之前不甚了解；另一方面，有些话她能如此直言不讳，如此深入浅出地讲清楚、说明白，实属不易。

　　对大多数中国人来说，看病找医生是常识，药师好像等同于"抓药的"。但是身为一名妇产科医生，我知道自己相对了解妇产科病患用药，而真正说到其他专科如儿科用药，多多少少还是有些隔膜。所谓隔行如隔山，药师和医生之间也诚然如此。有病找医生，用药找药师，虽然现实情况还不允许，但一本权威专业的百科用药大全，无疑是我们当下每一位国人都需要的。

　　冀连梅在书中提到的很多观点我都非常认同。例如："对滥用抗生素说'不'""普通感冒不必输液""乳腺炎不要硬扛，可以适量使用 B 级抗生素""驱蚊花露水中含农药，但不影响安全使用"，等等；她提到的女儿感冒经历，我和身边的朋友也曾经历过，她提到的每个揪心挠肺的时刻，我相信读者和我一样，都感同身受；孕妇和哺乳期女性的用药问题，也是我在门诊中经常遇到的，用药原则清晰明了，我十分赞同。

"最后战胜疾病的力量其实是来自病人自己。"从临床到用药，这句话都堪称真理。愿这本书能成为国人的枕边书，切实提高大家的医学素养，帮助大家乐观面对疾病，真正做好自己健康的责任人。

谢谢你一直在这里

著名演员　马伊琍

　　认识冀药师是在微博上，当时看见她发了很多很实用的医药常识和用药指导，就开始了对她的关注。每天她都不厌其烦地回答网友提出的各种问题，这些问答对我们普通人用药具有普遍指导意义，尤其是对处于孕期的准妈妈、哺乳期的新妈妈以及家有小宝宝的妈妈，冀药师的网上答疑解决了很多与她们日常生活用药相关的问题。我也是一个对医学常识充满好奇、渴望学习到医学常识又特别紧张宝宝健康的妈妈，所以发现了冀药师的微博，我如获至宝。

　　比如针对婴幼儿湿疹护理以及安全用药，她就做了非常详尽的疾病介绍和用药指导。我女儿小时候也曾患过湿疹，不过她的症状非常轻微，没过多久就痊愈了，但是那些疹子给我的印象很深，让我当时也着实紧张了一番。周围有很多朋友的宝宝被严重的湿疹困扰得痛苦不堪，每当有新手父母就此询问我时，我都会把冀药师这篇关于湿疹问题的科普帖转发给他们，希望能够帮到宝宝们。

抗生素滥用的问题，也是妈妈们最关心的。冀药师对此作了详细的说明，她不仅给我们普及了滥用抗生素的危害，还转发别的医务人员关于药店可随意买到处方药的微博，提醒大家不要在没有得到医生处方的情况下自己买药和服用抗生素。

婴幼儿退烧药的问题，是最困扰父母的。市场上感冒药和退烧药种类繁多，家长根本不懂如何区分。比如泰诺林和美林，还有小儿退烧常用的安乃近，它们有什么区别？父母该选哪一种为宝宝退烧？使用单一成分退烧药还是复方药？该如何用？这是大家都不清楚的。冀药师举了诸多实例告诉大家最安全的退烧药是什么成分的药，以及它们的商品名是什么，宝宝使用最有效、最安全的药量是多少，还贴出了哪些是过去惯用、现已被国外淘汰或警告慎用的药物。

冀老师传递的信息都非常重要，可以说是和宝宝的生命安全息息相关的。每每看到这类文字，我都会仔细地阅读并消化，因为我们普通人很难获得这些宝贵的信息，也很难得到如此详尽的解释。感谢网络公共平台提供给普通人与一线药师共同探讨用药常识的机会，当然更要感谢这位不计较付出、关注大众用药健康的药学专家——冀连梅。

听说冀药师要出书了，这真是一个好消息！我无比期待新书的出版。在这个医患关系敏感的时代，有这样乐于为患者思考、为大众科普健康医药常识的医务人员认真写书，实在是我们普通老百姓的幸事！

对用药，我永远心存敬畏

　　4年前我刚回国那会儿，经常有亲朋好友问我："去哪个公立的大医院工作了？"我对他们说："没去公立的，在私立医院呢。"他们听后总是会很吃惊，因为他们会习惯性地把私立医院和在公交车上做不孕不育广告的民营医院联系起来，由此就会不解地问："你一个协和毕业的研究生，又有在美国工作的经验，为什么要去这样的医院呢？"我就和他们解释，私立医院也有高端和低端之分，我在高端私立医院能做的事都有哪些。很费力地解释一通后，他们仍然很难想象我的工作状态，毕竟高端私立医院离普通老百姓的生活还有点远。

　　我庆幸自己生活在微博时代。差不多两年前，我开始在微博上普及安全用药的知识。我将自己多年积累的知识和临床经验分享出来，不仅收获了普通网友的认可和信任，同时也为身边亲朋好友了解我的工作打开了一扇窗。

如果你是一位从未关注过我微博的读者，不清楚这本书能为你提供什么帮助，不妨借助我在微博上打开的这扇窗，先来了解我在微博上是如何帮助网友们的。我在微博上担当了以下四种角色：

其一，一个靠谱的药师。人们在网络上转发传播我的科普文章时，用得最多的评语是"靠谱的文章""实用技术帖"和"涨知识"等字眼。这样的评价源于我严谨理性的科普态度，这态度也一直贯穿在这本书中。在网络上，我要求自己只编写药学领域内自己擅长的科普知识，不传播专业外的知识。在微博上撰写140个字的内容时，我常常要反复推敲，确认不会引起误解才向外发布。对于用一条微博不容易讲清的内容，我往往采用编写长微博的方式，把我所掌握的知识全面地写出后再传播出去。我相信这样的文章才更有实用价值和指导意义，例如我写的有关湿疹护理和治疗的内容，在微博上被转发了4万多次，现在仍然被持续地转发着。对于专业内自己一知半解的知识，我会花时间和精力去检索文献，查找科学依据，将知识弄懂后再传播出去。例如，有不少网友向我请教美国顺势疗法产品的疗效和安全性，因为我日常工作中很少用到这类产品，对这类产品只是一知半解，于是我广泛地去查找文献，甚至特意打电话请教我在美国食品药物管理局（FDA）工作的同学。厘清这类产品的起源以及主流医学对它的看法后，客观地把这些内容写成科普文章发表出来，还附上我所参考的资料来源，让网友做到有据可查，取得了很好的科普效果。

其二，一个用药领域的"国际刑警"。网络上经常会有各种传言，今天说这个药在澳大利亚禁用了，明天说那个药在美国被查出有毒了之类的。很多时候这些信息只是媒体为了吸引眼球而断章取义制造出的噱头，而这些信息常常会引发网友的恐慌。遇到这种情况，我就要担当起"国际刑警"的角色。我会到国外权威网站去查找原文出处，搞清楚事件的来龙去脉后，再到微博上还原新闻本来的面目。例如，有段时间网络上传播着这样一条微博："对乙酰氨基酚（也叫扑热息痛）也不安全。美国食品药物管理局宣布，含对乙酰氨基酚的止疼药可能引发严重皮疹，或致人死亡。"这么短短的两行字，让不少网友恐慌，打算回家立马把对乙酰氨基酚扔进垃圾桶。为了解事情真相，我特意登录美国食品药物管理局的官方网站去查找信息来源。原来，美国食品药物管理局是按照国际惯例通报药品不良反应，通报的是对乙酰氨基酚的一种非常罕见的严重不良反应，这样的病例在过去43年的时间内总共只有107个。事实上，这个药在美国药店随处可见，普通人有个头疼脑热自己就会买来吃。这107个病例是用了43年的时间从千百万人中收集到的，这其实是非常小概率的不良反应，发生的概率比走在大街上被雷击中的概率还低，咱能因为怕被雷击就不上街了吗？显然不能。美国食品药物管理局通报不良反应的目的也不是让大家看到药物有不良反应后不吃这个药，而是提醒大家万一出现这样的不良反应要能识别。经过我这样一番解释，网友也就不再恐慌了。

其三，对错误信息"拨乱反正"的专家。网络上的用药信息常常鱼龙混杂，网友们雾里看花难辨真伪，帮助他们拨开迷雾也是我在微博上常做的事。用药信息毕竟与八卦信息不同，八卦信息读读也就罢了，但用药信息是会被实际用到身体上的，一旦网友将错误的用药方法用到自己身上，就会对身体造成伤害。例如网络上经常会出现类似"90后妈妈的爱心小药箱"之类的帖子，这些常常是一些不具有专业背景的热心妈妈以爱的名义传播的信息，里面的内容错误百出，却受到很多人追捧，这很可怕。针对这些错误信息，我常常要逐条进行"拨乱反正"，并且不断提醒网友，药品是专业性非常强的产品，如果不具有专业知识，只有热心，是不应该给别人提供用药建议的。专业的事情应该由专业的人员来做，老百姓也应该尽量从专业人员那里获取信息。也就是说，想获得用药常识，需要找药师；想获取育儿知识，去找儿童教育专家。妈妈们个人的用药经验，大部分时候是不具备专业参考价值的，适合她宝宝的病症不一定适合你宝宝的病症。经过我在网络上不断呼吁，关注我的网友慢慢就有了理性的思维，不再轻易相信各种不靠谱的用药信息了。

其四，紧急情况下的"救火队员"。"药师，某某药该怎么吃？急！""药师，我哪里不舒服，该吃什么药？在线等！""药师，我的宝宝误服了某某药，该怎么处理？"我的微博上，每天都有很多类似的求助留言。这个时候，我担当的角色便是"救火队员"，浇灭他们的焦虑之火。能直接指导用药的便直接给出意见，对于不适合指导病人自己处理的疾病，便会及时建议病人去看医生。

我相信，这本书同样能担当起上述四种角色，如果您遇到用药问题，请记得拿出这本书寻求帮助。

需要特别说明的是，这本书不能取代医生，不能取代医生作的诊断，也不能取代医生提出的治疗方案。这本书的目的在于普及用药常识，更新大众用药观念，希望大众能有理性良好的判断力，在就医的过程中能经常向医生提出问题，真正参与到对自己疾病的治疗决策中。

冀连梅

2013 年 10 月 于北京

|第一章|
CHAPTER ONE

必须知道的用药常识

　　药本来是用来救治生命的特殊商品，不该随意乱用。但当下，看一个普通的感冒，都可能从医院带回来四五种药。这种泛滥的"大处方"，完全将"是药三分毒"的古训抛在了脑后，导致中国老百姓成为滥用抗生素等不良医疗行为的直接受害者，使得药品不仅偏离了它的实际用途，而且成了摧残百姓健康的无形杀手。

抗生素是把双刃剑：杀敌一万，自损三千

抗生素中的"原子弹"怎么可以在药店随便买

北京某著名三甲医院泌尿科的老刘大夫发布过这样一条微博："今天一个尿路感染的病人来找我，说在药店买到一种好药，拿出来给我看。我当时傻了：法罗培南钠片，这就是传说中所谓的口服'泰能'。在目前药店随便可以买到抗生素的情况下，真不知国家食品药品监督管理总局（CFDA）的那些人批准口服碳青霉烯类抗生素上市是什么居心？！"在这条微博下面的评论里，医务人员惊呼声一片，普通公众则一头雾水，不断询问："这药怎么了？为什么老百姓在药店买到这个药会让医务人员如此愤怒？"

解释这个，要从抗生素的滥用和抗生素的分级使用谈起。简单说，抗生素滥用可能会导致超级耐药细菌的产生，超级耐药细菌一旦泛滥，将可能没有任何抗生素可以治疗它，人类将有可能回到抗生素产生之前那个感染性疾病肆意横行的年代，一个普普通通的肺炎都会夺去人的生命。为避免这种情况发生，从 2012 年 8 月份开始，我们国家对医院抗生素的使用进

行了严格的限制，将不同种类抗生素（注：医学专业术语为"抗菌药物"）分三级管理（注：各地区的抗菌药物分级管理会有不同，本书第230页附录1《上海市抗菌药物临床应用分级管理》仅供参考），赋予不同资历的医生开不同级别抗生素的权限。

一级抗生素指那些经过临床长期应用证明安全、有效，对细菌耐药性影响较小，价格相对较低的抗生素。这一级别的抗生素被称为"非限制使用抗生素"，有处方权的医生都可以开。

二级抗生素与非限制使用抗生素相比较，在疗效、安全性、对细菌的耐药性、药品价格等某方面存在局限性，不适合作为非限制抗生素使用，被称为"限制使用抗生素"。当患者需要应用限制使用抗生素时，要根据该类药物适应证使用，并要接受主治医师以上专业技术职务任职资格的人员的监督检查。

三级抗生素指那些不良反应明显、不宜随意使用或临床需要倍加保护以免细菌过快产生耐药而导致严重后果的抗生素，还包括新上市的抗生素以及疗效或安全性临床资料还较少或并不优于现有抗生素以及药品价格昂贵的抗生素。这一级别的抗生素被称为"特殊使用抗生素"，患者因病情需要应用特殊使用抗生素时，应由感染专科医师或有关专家会诊同意才行。

这条微博里提及的"法罗培南钠片"，刚好分在二级里，和临床上治疗各种重症感染的"王牌"抗生素"泰能"（通用名：亚胺培南/西司他丁钠）同属一类——碳青霉烯类抗生素。通俗点讲，这类抗生素可以被称为"抗生素中的原子弹"，是医生们治疗细菌感染的撒手锏，不到万不得已是不会用的，因为用得越多，细菌对它越容易过快产生耐药。注射剂型的这类药物，比如"泰能"，只能在医院使用，滥用的可能性还相对小些，而口服剂型的法罗培南钠片由于服用方便，更容易被滥用。一旦由于滥用口服法罗培南钠产生超级耐药细菌，那整个碳青霉烯这一类王牌药（包括"泰能"）对细菌就都没作用了。美国为了保护这道撒手锏，就没批准口服的法罗培南钠片上市销售，而如今中国老百姓在药店里随随便便就能买到这个药，这简直太可怕了，因此文章开头写这条微博的医务人员会质疑国家食品药品监督管理总局批准它上市的居心。

我们都知道，现在有关部门对药店的监管还不到位，用老刘大夫在微博里的话说："现在在零售药店凭处方购买抗生素，是个比较扯的事。药店雇个退休大夫坐堂，你买什么药，他给你开什么处方，监管部门也都睁一只眼闭一只眼！所以，这种限制使用的口服抗生素药店肯定会随便卖的，因为药店作为商家是逐利的，普通老百姓也不知道滥用这种抗生素的危害，就会拿这些药当感冒药一样随便吃！"

事实上，大多数普通老百姓不仅不知道滥用抗生素的危害，往往连哪些药是抗生素都搞不清楚，因此有时候滥用了也不知情。不妨来看看老百姓常用的哪些药是抗生素，并请记住这些药，自己不要随便去药店买。它们包括：青霉素类（如阿莫西林）、头孢类（如××头孢，俗称"先锋×号"）、红霉素类（如阿奇霉素）、四环素类（如多西环素）、喹诺酮类（如氟哌酸，××沙星）、磺胺类（如复方新诺明、增效联磺）、甲硝唑、氯霉素、庆大霉素等。

在日常生活中，大多数老百姓是把抗生素当成消炎药来用的。他们有这样的误解，是因为从药店店员到大的医院临床医生，甚至一些大教授们，都爱使用"消炎药"这个名词来解释抗生素，名字的误导常常是致命的。记得有一次我坐火车去旅行，在车上遇到一对年轻的夫妻在给一个不到一岁的宝宝服用小儿安（通用名：小儿复方磺胺二甲嘧啶散）。

我问他们为什么要给宝宝吃这个药，他们说孩子不睡觉，服用一点药希望能起到安神的作用。我赶紧制止他们，告诉他们这是治疗细菌感染的抗生素类药物，不是安神药。根据对药名的理解来吃药，这是多么可怕的行为！

"消炎药"的陷阱

打开中国老百姓家里的小药箱，几乎每家都有几盒阿莫西林备在那里。感冒发烧更是习惯性地来一句："吃点消炎药。"阿莫西林就吃上了。恐怕这个时候很少有人意识到阿莫西林就是抗生素吧。我在美国药房工作的时候，阿莫西林是严格按照医生处方的用法用量计算出片数后，按片卖给患者的。有句话讲"在美国买抗生素比买枪支还难"，这话一点也不夸张。而中国老百姓却将抗生素整盒备在家里！不仅阿莫西林，中国老百姓还把头孢、阿奇霉素、甲硝唑和庆大霉素等抗生素也当成包治百病的消炎药用。

对于中国滥用抗生素的根源，许多人将其归结为老百姓医学知识的缺乏，认为是老百姓滥用造成的，这太冤枉中国老百姓了。要知道，抗生素是处方药，绝大多数人手里的抗生素都是从医院里开出来的，医院的医生滥开抗生素处方才直接导致了病人的滥用。在这一点上，我认同中国工程院院士、呼吸道疾病方面专家钟南山的看法，他在接受媒体采访时曾经说过："在中国医院，治疗一般的发烧感冒，有80%都使用抗生素，而事实证明是不需要的。"因此，滥用抗生素主要原因在医生身上。

医生滥用抗生素，有三方面深层次的原因：一是医术不精；二是医生出于自保心理；三是医生为追求经济利益。

先说这第一点，医术不精。有些医生自己都没掌握感冒不需要给病人用抗生素的知识，自己都没搞懂细菌和病毒的区别，就草率地将抗生素当消炎药开给了感冒病人。有个讽刺这类医生的小故事很能说明问题：医院里有甲、乙两个医生，正在给同一个病人看病，这个病人的脚扭了一下，肿得很厉害，但是皮肤一点没破，也没有发烧等其他症状。甲医生说："给他用些消炎药。"乙医生说："皮肤没破，不应该用抗生素。"这说明乙医生完全没搞懂甲医生所说的消炎药是什么，错误地理解为甲医生在说抗生素。我想读者中也会有人有这样的亲身经历：去医院看病，医生一看病情就说有炎症，随后问家里有没有消炎药，没有就给你开点，而他所谓的消炎药就是阿莫西林、头孢之类的抗生素。正因有这样的医生，老百姓才会把头孢之类的药当消炎药吃！

我朋友的妈妈就是活生生的例子，稍微不舒服，不管什么毛病，都要吃点阿莫西林，每次我朋友跟她妈妈说感冒不要乱吃阿莫西林，她妈妈都说没事，问她为啥没事，她说医生说了，这是消炎药。她妈妈不仅自己这样乱吃，还要求身边的其他人稍有不舒服就吃。劝说不仅没用，还会遭到她妈妈的白眼或批评，我朋友也挺无奈的。

再说这第二点，医生的自保心理。在医院里，有些病人会主动要求医生开抗生素，医生不给他开他还跟医生急。医生为了自保也就开了。有时候，医生对病人说，你就是普通感冒，回家多休息多喝水就行了，不用开药。有的病人能理解，放心地走了，可有些病人就会认为这医生水平太差，生病了怎么能不给开药呢？非要追着医生给开点儿药，医生解释不通，也就给开了。

第三点医生滥用抗生素的原因已经人尽皆知，在中国"以药养医"的医疗体制下，医生的价值不能通过自身的技术来体现，而医生也有一家老小要养活，有些医生为了追求经济利益，往往就倾向于给病人多开抗生素。深究起来，部分原因要归结到医疗体制。

我读过的所有专业类医药书里，没有任何一本书会把抗生素叫成消炎药，正确的叫法都是抗菌药物，解释抗生素药理作用的英文单词是"anti-infection"，将它翻译成中文，应该是"抗感染作用"而不是"消炎作用"，而且是治疗由于细菌或者支原体等抗生素敏感菌引起的特定感染。

细菌感染都能引起炎症吗？能。那身体表现出来的所有炎症都是细菌感染引起的吗？当然不是。炎症不是特定的一种疾病的名称，而是很多疾病都会表现出来的一种症状。细菌感染、病毒感染、真菌感染、过敏、跌打损伤等都可以导致身体表现出红、肿、热、痛等炎症的症状。而抗生素只针对细菌等敏感菌的治疗，对病毒、真菌、过敏、跌打损伤等引发的炎症没有消炎作用。使用抗生素把敏感菌造成的感染控制住后，由这些敏感菌感染引发的炎症自然也就消了。消炎是因为抗生素与敏感菌作斗争并且取得了胜利。换句话说，如果身体的炎症不是敏感菌引发的，用了抗生素也起不到消炎的作用。

感冒引起嗓子红肿，本是由病毒感染引起的，但有许多人才不管它是由什么引起的，一律用抗生素"消炎"，这是不对的。还有另外一种广泛滥用抗生素消炎的疾病是急性支气管炎。患有急性支气管炎的病人去看医生时，80%左右的人会被开出抗生素的药方，而且通常还是广谱抗生素。其实，急性支气管炎常常是感冒以后，感冒病毒进入支气管，刺激支气管引发咳嗽导致的。也就是说，急性支气管炎绝大多数是病毒感染引起的，细菌引起的比例非常少。如果咳嗽超过10天，咳嗽时伴有胸痛、咳血或者呼吸困难，才考虑去看医生开抗生素来吃。如果病人在其他方面都很健康，说明急性支气管炎是由病毒引起的，通常会自己好转。

要是这时不加区分地随便去药店买点所谓的"消炎药"吃，不仅可能导致产生超级细菌，还可能出现一系列的不良反应，比如腹泻、皮疹、过敏性休克等。美国就有研究资料表明，每 50 个使用抗生素的患者中，就会有 1 个患者出现皮疹这样的不良反应，每 5000 个使用抗生素的患者中，就会有 1 个患者出现过敏性休克这样的不良反应。

另外，长期滥用抗生素去治疗病毒引起的感染，不仅不会将身体里的病毒杀死，反倒会帮倒忙：抗生素在没找到有害菌的情况下会滥杀无辜，将身体里的有益菌杀死，从而可能导致腹泻，还会使人体免疫力下降，进而使疾病病程延长！你看，本来就一个小病，反倒有可能被治成大病，得不偿失。

既然抗生素不等于消炎药，那消炎药都指哪些药呢？临床上通常把下面的两类药叫消炎药：一类就是我们常说的激素，如可的松、氢化可的松、地塞米松等；另一类是消炎止痛药，如布洛芬、阿司匹林等。但请注意，对于具有正常免疫功能的人而言，可的松类激素是人体可以自己分泌的。它有抗炎功效，所以感冒等引起的嗓子发炎是不需要额外使用消炎药来消炎的，好好休息，提高免疫力可以达到自愈的效果，也就是人们常说的"吃药一周好，不吃药七天好"，吃不吃药都要经历一样的病程。免疫系统异常的人，有时为了控制炎症症状会选用消炎药，但也会区分不同的炎症部位来选用不同类型的消炎药，比如治疗过敏性鼻炎，常常选用激素类的鼻腔喷雾类药物，而针对关节炎、肢体扭伤等，则会选择消炎止痛类的布洛芬等药物，例如前文小故事中甲医生所说的消炎药。

我在这里呼吁广大的医务工作者，在给患者解释抗生素这类药时，请不要简单地用一句"这是消炎药"来误导老百姓！同时呼吁亲爱的读者行动起来，向你身边的亲朋好友普及抗生素的明确概念，别再让他们被"消炎药"这个名字误导而去滥用抗生素了，否则他们很可能会成为毁灭地球的帮凶。有这么夸张吗？请接着往下读。

别在无意中成为恐怖分子的帮凶

近日，美国著名物理学家史蒂芬·霍金和英国政府前首席科学家罗伯特·梅等人成立了一个学会，共同起草了一份可能毁灭人类的《世界末日的风险名单》。在这份名单里，"恐怖分子利用超级细菌来残害生命"这一条排在了第三位。由此看来，超级细菌毁灭地球的假设不仅存在于科幻片中，也存在于科学家们真切的担忧中。

什么是"超级细菌"？为什么会这么可怕？形象点说，就是一些导致我们人类生病的细菌获得了一种或几种针对不同抗生素的盾牌，变得刀枪不入，很多抗生素拿它没办法，最终使人类无药可治。它所对应的医学词汇是"多重耐药细菌"。这类细菌离我们并不遥远，在临床上已经有一些了，只是目前大多数人还没有切身感染过而已。例如，伴随着青霉素的广泛使用而出现的耐甲氧西林金黄色葡萄球菌，就是一种这样的超级细菌。我们都知道，青霉素被称为人类医药史上最伟大的发现，在1940年初首次应用于临床，挽救了无数人的生命。但20年后，在1961年，英国就出现了不怕青霉素的超级细菌——耐甲氧西林金黄色葡萄球菌。目前它已经成为各个国家医院内部感染的重要病原菌之一，住院的病人，尤其是住重症监护室的病人深受其害。

或许你会想："老抗生素无效了，就用新抗生素嘛，总会有新的抗生素生产出来。"遗憾的是，新抗生素研发的速度远远赶不上老抗生素失效的速度，其数量呈现的是逐年递减状态。进入 2000 年后，全球范围内新上市的抗生素只有几个，远远抵不上失效抗生素的数量。你想啊，一个新抗生素的研制要花费至少数亿美金，要被批准上市，需要经历一期、二期、三期临床试验，审批上市阶段最短也要十年。辛辛苦苦开发出来的新抗生素上市后，两三年内就可能出现耐药的超级细菌，新抗生素就没作用了。这种情形一出现，药厂那些研发经费就等于大半打了水漂，因此药厂也就没有太多的动力去生产新抗生素，这也是抗生素青黄不接的原因之一。

前面说过了，目前超级细菌还主要是在医院内部盛行，你心里也许会嘀咕，我身体很好，不去住院，怎么可能感染这种超级细菌呢？可世事无常，谁又能保证自己不发生意外呢？我们医院曾接诊过一个入院前身体一直很棒、平时几乎不吃药的病人。他是个旅游爱好者，凌晨 4 点爬上长城的烽火台去看日出，一不留神脚下踩空，滚下来摔成了重伤。他做大手术需要使用抗生素预防感染，但医院病房里的超级细菌不会因为他以前没有滥用过抗生素就放过他，在他身体虚弱的时候，超级细菌一样可能会找他的麻烦。一旦感染上超级细菌也一样无药可治。

如果滥用抗生素的状况不能彻底改观，可能未来超级细菌就不只是在医院内部泛滥了，在我们日常生活环境中也会大规模出现。到那时，任何一个人都可能成为超级细菌的牺牲品。而且世界是平的，超级细菌不会识别国界，世界上每个角落的人都可能受到牵连，科学家们担心的世界末日也许真的会来临。

例如印度产的超级细菌就曾漂洋过海扩散到欧洲：2010 年，印度举办的医疗旅游（Medical Tourism）超级有名，连欧洲人也被吸引了。毕竟与欧洲高昂的医疗费用相比，去印度看病可以节省一大笔钱。但是他们中有37个人很不幸，带着印度产的超级细菌回国了！此细菌叫新德里金属－β－内酰胺酶1，几乎现有的所有抗生素都治不了它！

为了遏制超级细菌的泛滥，2013年9月16日，美国疾病预防控制中心（CDC）发布了一份长达114页的最新报告《抗生素耐药威胁在美国，2013》，以此提醒公众，仅在美国，每年就至少有200万人感染耐药菌，2.3万人直接因此而死亡。报告中指出，过量使用抗生素导致产生了3种超级细菌：耐药肠杆菌，每年有9000人感染这种细菌，有一半的人会因此死亡；耐药淋病病菌，每年有80万人感染该细菌；艰难梭状芽胞杆菌，它能导致致命性腹泻，每年有1.4万人因它而死亡。报告也提示，由于近年来几乎没有新种类抗生素出现，面对超级细菌，我们即将"弹尽粮绝"。

在这份报告中，美国疾病预防控制中心还为大家绘制了超级耐药菌的传播路线图，并借此告诉大家，预防抗生素耐药，绝不只是医务工作者的职责，我们每个人都可能成为诱发、加重、传播耐药菌的一个环节。如果能在其中的任何一个环节做好防范工作，超级细菌产生和传播的速度就会慢下来。

读到这儿，你可千万别理解成我反对使用抗生素。我只是反对在不该使用它的时候滥用它。抗生素是把双刃剑，在应该使用它的时候，我坚决支持你科学合理地去使用它。

科学使用抗生素原则1：针对细菌类型和感染部位选药

抗生素类药都是处方药，一定要在医生的帮助下使用，不要因为家里的药箱里还有上次生病时剩下的，就自己随便吃。每次生病你可能会表现出发烧之类的相同症状，但这不代表得的都是同一种病，也许每次都是不同病因导致的不同部位被感染。只有医生才有能力指出具体病因以及感染的部位，比如"细菌性肺炎"，这一具体名称明确了引起生病的是"细菌"，给出了感染部位是"肺"，而不是其他地方。甚至更细一点，医院的化验室还能检测出是哪种细菌感染，不同的细菌对应着不同的抗生素选择，比如链球菌感染对应的选择可能是青霉素类的抗生素，而支原体感染对应的选择可能就是红霉素类的抗生素，等等。

另外，不同部位的感染也对应着不同的抗生素选择。感染发生在肺部和脑部，对应的抗生素选择会不同。针对不同部位的感染，需要考虑具体抗生素在不同感染部位的富集浓度，比如有的抗生素能穿透血脑屏障在脑内感染部位富集，而有的抗生素则完全被血脑屏障阻挡在外，对脑内感染无能为力。

还有，治疗身体不同部位的感染，需要的疗程也不同，例如乳腺炎需要的疗程是10～14天，而不复杂的泌尿系统感染常常只需要3天。所以，不是随便一个抗生素就能拿来治疗各个部位的各种细菌感染。网友们常常问的"我该吃哪种抗生素？"等诸如此类的问题，我是没办法回答的，也不是写本科普书就能教会的，干这活儿得靠接受过多年医学教育并且有临床实践的专业医生，咱普通老百姓自己真胜任不了。

不过，咱老百姓虽说不能自己给自己诊断疾病和开处方药，但大概了解一下常见感染性疾病的致病原因以及治疗这类疾病的最新推荐意见还是有好处的。

比如幼儿常见疾病"中耳炎"。这种疾病通常症状就是耳朵疼。还不会说话的宝宝若患了中耳炎，一般会一直哭不停，并且还会用手去抓耳朵。诊断中耳炎要进行耳膜检查，若发现耳膜泛红，鼓起来，甚至破了，就可以确诊为中耳炎。20 年前，一诊断出中耳炎，医生就会给患者开阿莫西林或其他抗生素进行治疗，但这几年治疗方法有所改变：如果患中耳炎的儿童年龄在两岁以上，可以先对他进行观察，同时吃止痛药缓解症状。48 小时之后，如果他的症状还没有缓解，再给他用抗生素也不迟。之所以先不急着用抗生素，是因为目前的医学证据表明，中耳炎通常是由感冒引起的，感冒会导致鼻塞，鼻塞又会导致耳膜内外压力无法平衡，造成耳膜肿胀及疼痛，因此，有些中耳炎的治疗也可能不需要使用抗生素。

再比如"急性鼻窦炎"。美国感染病学会最新《急性细菌性鼻窦炎治疗指南》指出：多数鼻窦感染由病毒引起，这种情况不应使用抗生素。出现下面的情况，才可能判断感染是细菌性的，需要用抗生素治疗：1. 症状持续 ≥ 10 天且无改善；2. 症状严重（发热 ≥ 39℃、流鼻涕及面部疼痛持续至少 3 ～ 4 天）；3. 病毒性上呼吸道感染持续 5 ～ 6 天有改善后，又出现新的发热、头痛或流鼻涕等症状。针对细菌性鼻窦炎，《急性细菌性鼻窦炎治疗指南》推荐使用阿莫西林 / 克拉维酸钾治疗，而不是现行的标准治疗药物阿莫西林，其原因在于加用克拉维酸钾有助于对抗抗生素耐药。另外，由于阿奇霉素、克拉霉素、复方新诺明等过去常用的抗生素出现了很高的耐药性，《急性细菌性鼻窦炎治疗指南》中也不再推荐。

科学使用抗生素原则 2：能口服不注射

　　用抗生素治疗轻度感染时，常常首选口服的抗生素。而治疗中、重度感染的时候，可能最初医生给你开的是输液用的抗生素药方，因为这个时候病情紧急或者严重，但一旦病情稳定了，就可以换成口服的抗生素，这在临床上叫作序贯疗法。我们都知道吃口服药要比输液更安全，所以，当医生给你开药时，你要学会多问医生一句："我一定要输液吗？能不能换成口服的？"如果可以的话，就尽量选择使用口服药物。

　　"惜抗生素如金"是 2012 年美国食品药物管理局网站抗生素科普的主题。在这个主题中，强调应把抗生素看作和我们所拥有的金银珠宝一样珍贵，如果毫不珍惜地滥用，我们未来将无药可用！普通的感冒发烧、流鼻涕、咳嗽、嗓子疼是由病毒引起的，抗生素对病毒没有治疗作用，因此不要轻易使用抗生素去治疗感冒！但当感冒后出现呼吸短促或者呼吸费力，或者症状好转后再次出现严重症状（如恶心、呕吐、高烧、寒战和胸痛）时，就有可能出现了细菌感染的并发症，要及时去医院找医生来决定是否使用抗生素了。一旦医生明确你的感染是细菌性的，要足剂量足疗程地使用抗生素。记住，一定要"足剂量足疗程"使用！

科学使用抗生素原则 3：足剂量足疗程

　　不需要用抗生素时坚决不滥用，但真正需要抗生素时，一定要足剂量足疗程地规范使用，这个道理欧美发达国家的老百姓多数都懂。我在美国药房工作期间，每次给病人发抗生素的时候，除了在口头上和病人强调这一点外，还会随药发给病人一份文字版的用药指导，那上面除了介绍这个药是做什么用的、有什么不良反应和注意事项外，还特别强调：即使吃抗生素后症状有所好转，也不要提前停药，更不能随意减量，一定要把医生开的抗生素全部吃完。这个道理咱中国老百姓知道的就不多了，甚至不少医生在这个问题上也稀里糊涂。我接触的多数病人对抗生素的正确使用没有明确概念，有病就随便吃两颗"消消炎"，稍好一点就停药。他们不知道这样的行为与滥用抗生素没有分别，同样是在培养超级细菌！为什么这么说呢？

专业一点讲，细菌对抗生素产生耐药的过程在医学上叫作"压力抵抗"，即在环境压力下（如使用抗生素的环境下）含有耐药性基因的细菌可以生存。如果使用抗生素的剂量不够完全抑制它的生长的话，它就会在这种压力下变得更强大，如果只是短期抑制了但还没能把这些细菌全部剿杀就过早停用抗生素，相当于给它们留下机会复活，从而导致原来的抗生素对它不再有作用。因此一旦你必须使用抗生素治疗疾病，就要遵照医嘱，按疗程足剂量地将药用完，将细菌的"部队"全部歼灭，不留残余，这样它们就没有能力反弹，也就没有机会进化成更加强大的超级细菌了。

对滥用输液治感冒说"不"

从乡村到城市，到处吊瓶"林立"

有一年春节，我去云南的一个小山村旅游，住在一个乡村医生开的客栈里。据说这位村医是中医世家出身，家里常备着一些从山上采来的草药。傍晚时分，来自天南海北的游客聚集在客栈的小院里聊天，身兼客栈老板的村医便拿出自采的草药为我们调配茶饮，时不时还为住店的客人免费号脉。起初我以为他就是个纯粹的中医，但当一个村民走进院子找他输液时，我对他的认识完全被颠覆了。他把村民带到中堂的沙发上坐下，简单地询问了村民几句后，便用刚刚为我们泡过茶的手熟练地为村民调配药品，扎针挂吊瓶。扎上针后，村医就坐在中堂里陪着村民东拉西扯地聊家常，聊得热火朝天，如果不是一个输液的瓶子那么明显地挂着，根本看不出这是医生在为病人治病。

中堂的门一直敞开着，我坐在院子里将这一切尽收眼底。

村民走后，我问村医："刚刚那个人怎么了？看起来不像得了很重的病。"

村医回答："没大毛病，普通感冒发烧。"

"一定要输液吗？吃点退烧药不行吗？"我问。

"吊水来得快，病人自己也要求吊水。"他答。

我本想和他说"普通感冒发烧不应该滥用输液，所谓吊水来得快不过是暂时控制了发烧的症状，并不能把普通感冒病毒从身体里清除出去"之类的话，但话到嘴边又咽回去了。这是村医和村民"一个愿打，一个愿挨"的事儿，我一个外地游客的话能起到多大的作用呢？这样想想也就忍住了没说。之所以在这里记录下这件事情，是想道出一个无奈的社会现实：在媒体几乎时时刻刻都在普及滥用输液有风险的今天，中华大地几乎每个角落都在继续上演着滥用输液的剧情！

作为普通的老百姓，如果你无力改变某些不良医疗现状，那就试着改变自己，用最基本的医学常识先把自己武装起来，弄清楚自己经常得的小毛病究竟是怎么回事儿，以便能及时规避在这些小毛病上被滥用输液的风险。

抗生素注射液和普通感冒治疗，风马牛不相及

滥用输液最经常发生在治疗小病普通感冒上。

国外的统计数据表明，学龄前儿童每人每年患普通感冒的平均次数是 5 ~ 7 次，成人每人每年患普通感冒的平均次数是 2 ~ 3 次，由此可见，普通感冒是我们每个人都会得的疾病，也是我们最熟悉的疾病。按理说我们应该最懂这个病，但事实上，我们绝大多数人并没有真正弄懂普通感冒是怎么一回事儿，因此滥用抗生素输液治疗普通感冒的例子才会比比皆是。

普通感冒在医学上的名称是"上呼吸道感染"（俗称"上感"），上呼吸道包括鼻、口、咽、喉，也就是说从鼻子到喉咙这些部位的急性感染都算感冒，表现出来的症状是打喷嚏、流鼻涕、鼻塞、发烧、头疼、嗓子疼、咳嗽等，明确的致病原因就是病毒感染。

随着普通感冒病程的进展，有少数病人可能会有细菌感染的并发症，抗生素的使用应该是在明确有细菌感染时才用，而不应该像现在这样普遍提前预防性使用。事实上，感冒后是否会有细菌感染的并发症，取决

于入侵身体的病毒的毒力以及被病毒入侵的个体的自身免疫力，和是否提前使用抗生素没有半点关系。前文说过了，抗生素是用来治疗细菌等致病菌感染的，对病毒没有作用，因此用抗生素输液去治疗普通感冒属于滥用抗生素行为。这种滥用会有什么样的危害，前文也已经讲过了。因此我们应该对滥用抗生素治疗普通感冒坚决地说"不"，对以输液的形式滥用抗生素更要说"不"。

抗病毒的利巴韦林注射液不治感冒

或许你会说，现在明白了，抗生素是杀细菌的，不能治疗由病毒引起的普通感冒，那用抗病毒的药去治疗普通感冒应该对吧，所以普通感冒咱就输抗病毒的药吧。很多人这样想也就这样做了，因此抗病毒的利巴韦林注射液在中国比任何国家都有市场，广泛滥用于治疗很多与病毒相关的甚至可以自愈的疾病（像普通感冒、轮状病毒感染等）。最触目惊心的是有些哺乳期的妈妈因为普通感冒也被输了利巴韦林注射液。我第一次听说这个问题是在网上遇到一位哺乳期妈妈，她留言问我输完多久能哺乳。

我从事药师工作十几年，从来没接触过利巴韦林的注射液，我工作过的几个药房也都没采购过这个药品。于是我上网去查中文说明书，发现说明书里有这样一句话："利巴韦林有少量药物由乳汁排泄，且对母子二代动物均具毒性，因此哺乳期妇女在用药期间需暂停哺乳，乳汁也应丢弃。"单看这一句，似乎只需在用药期间暂停哺乳，停药就可以哺乳。但作为专业的药师，我不能给出这样的答案，因为我知道人体不是一根直直的水管，不是水龙头一关掉水管里就没水了，药物在人体的代谢排泄远比水管排水复杂得多。再看说明书里的药代动力学项中写着"药物在红细胞内可蓄积数周"，正是因为这个药有在体内长期蓄积的这个特性，外加又有明确的对胎儿的致畸性，在美国，利巴韦林只有口服和雾化吸入两种给药剂型，没有注射剂，也就是说没有输液给药的剂型。而且在药品的说明书里注明了这样的话："即使接触低至 1% 的治疗剂量也会产生明显的致胎儿畸形的可能性。因此育龄期女性以及她们的性伴侣应该在使用这个药的 6 个月内避免怀孕。怀孕中的医务人员也应该避免为病人操作利巴韦林的雾化吸入。"

看到这儿，咱再回到哺乳期妈妈问的那个问题，我实在不忍心告诉她这个药有可能在身体内停留那么长时间，有可能会对吃奶宝宝造成影响，不忍心告诉她原本就不应该为了治疗可以自愈的普通感冒而被输注利巴韦林！那是不是除了孕妈妈和哺乳期妈妈，其他人普通感冒就可以去输利巴韦林了呢？答案仍然是"No"。

在美国，利巴韦林的雾化剂型只允许用于治疗呼吸道合胞病毒引起的重度下呼吸道感染。注意，这里说的是"重度"，而且是气管以下的下呼吸道感染，尤其是原来就有肺部疾病的住院病人的治疗。而利巴韦林的口服剂型只用于与干扰素联合使用治疗成人的慢性丙型肝炎。我知道可能会有人跳出来说："这里是中国，别老拿美国说事儿！"那中国是不是世界的一个部分呢？我们来参考一下世界卫生组织 2013 版最新的《基本用药目录》，在这份目录里，强调了利巴韦林用于儿童时，只治疗流行性出血热；用于成人时，除了治疗流行性出血热外，也只是和干扰素联合使用治疗慢性丙型肝炎。看到这里明白了吧，这个药对上呼吸道感染（也就是普通感冒）没有作用，因此别再滥用了。

使用激素地塞米松注射液退烧可能导致严重感染

发烧本身是一种疾病吗？把烧退了就能把病治好吗？

如果我们都能了解有关发烧的基本常识，很多医患纠纷就能避免，滥用输液的现象也能减少很多。

发烧是人体的自我保护机制之一，是人体在调动免疫系统对抗疾病的过程中表现出来的一种症状，因此发烧不完全是坏事儿。很多种疾病都可能引起发烧，体温的高低与疾病的严重程度也不一定成正比。个人的体质不同，体温调节的敏感度也会不同，有的人轻微感冒就能烧很高，有的人即使严重感染了也不见得有很高的体温。这里说的"感染"可能是病毒感染，也可能是细菌等其他病原体感染。单纯退烧只是缓解发烧这一症状，不能治疗引起发烧的感染本身，也就是我们常说的"治标不治本"，要想彻底治愈疾病得针对造成感染的病原体本身。比如普通感冒，反复发烧 3～4 天很常见，吃退烧药就能退烧，几小时后体温又再次升高，这是正常现象。对于有正常免疫功能的人而言，普通感冒不用特意使用药物去"治本"，也没有药物可以用来"治本"。我们有自己的免疫系统，如果我们的免疫系统功能正常，完全可以把普通感冒病毒从身体里清除出去，只是我们的免疫系统和普通感冒病毒作斗争需要一个练兵的过程，不是一看到病毒进入身体就能把它清剿，而是要先花 1～2 天的时间试探一下对方的实力，然后再花 1～2 天的时间产生特异性的抗体有针对性地把病毒清剿，所以普通感冒有时会有 3～4 天的反复发烧。另外，在这场免疫系统与普通感冒病毒作战的战役中，将病毒赶走后清理战场（即咳出呼吸道分泌物以及修复受损的呼吸道黏膜）则需要更长的时间，因此患普通感冒后咳嗽两周左右也很常见。

现实的就医环境中，由于很多人缺乏对发烧这一症状的常识性认识，这就给滥用激素提供了市场。人们在就医时常常对医生说"我没时间养病，我不能休息，我得把烧快点压下去"。鉴于当前紧张的医患关系，不少医生为迎合病人的这一需求，就会给病人输注激素强行退烧。于是地塞米松被当作退烧药加入输液中便成了十分普遍的现象。实际上，地塞米松不是退烧药，它属于糖皮质激素的一种，也就是老百姓常说的激素。激素能起到抑制免疫的作用，免疫系统不工作了，烧也就退了，但它同时阻碍了人体自身对抗疾病的能力，使得病菌趁机生长繁殖引发新的感染，也就是说，容易使人的体质变差，可能会导致严重感染。

还有，强行退烧会使体温骤降，大量出汗容易导致虚脱，进而容易损伤肾脏，因此退烧不能指望速战速决，更不能滥用激素。这在官方的文件中也有体现，在 2011 年我国卫生部颁布的《糖皮质激素类药物临床应用指导原则》中，已经明确指出，单纯以退热和止痛为目的使用糖皮质激素，特别是在感染性疾病中以退热和止痛为目的使用糖皮质激素，属于滥用药物。

临床中问题频发的中药注射液，专业中药师都不认可

我在网络上看到有医务人员分析，现在的某些医生喜欢在输中药注射液的时候加点地塞米松，为的是抑制中药注射液可能出现的过敏反应。我是西药师，我工作过的几个药房都没给病人用过中药注射液，还真不清楚这样用的医生是怎么想的。但从我的专业角度出发，我反对给患普通感冒的病人使用中药注射液，我还专门就中药注射液的问题咨询过中药师，专业的中药师也不认可中药注射液。如果是口服药物，我们人体的胃肠道还能作为一道天然的屏障来阻挡药品中的杂质，而注射液这种剂型是毫无阻挡地直接把药物打到血管里，因此对制剂的要求非常高，溶液一定要无菌、无热原，要和身体有相等的渗透压、相等的 pH 值等。

而中药注射液里面的成分太复杂，杂质太多，不可控因素太多。由于不可控因素导致过敏的概率太高，发生严重药物不良反应的概率也太大，过去的几年里，中药注射液频频出事。2006 年鱼腥草事件，若干名患者在使用了鱼腥草注射液后直接死亡；2008 年刺五加注射液发生 3 起患者死亡事件，茵栀黄注射液导致 4 名新生儿发生不良反应，其中 1 名死亡……

这样的严重不良反应病例在国家食品药品监督管理总局的网站（www.sfda.gov.cn）上就能搜到。比如这个案例："患儿，男，7 岁，因上呼吸道感染，静脉滴注喜炎平注射液，约 10 分钟后，患者出现大汗淋漓、双眼球持续充血、两眼肿胀、全身荨麻疹伴瘙痒，停止使用药物，并静注地塞米松 5 毫克，口服开瑞坦，测血压为 63/30 毫米汞柱，加用多巴胺、阿拉明各一支，半小时后血压上升，上述症状有所缓解，留院观察。"

你看，为了治疗一个可以自愈的普通感冒，差点搭上性命，非常不划算。而这还不只是个案，在 2011 年 1 月 1 日～ 12 月 31 日的一年时间里，国家药品不良反应监测中心病例报告数据库中有关喜炎平注射液的病例报告共计 1476 例，涉及 14 岁以下儿童患者病例报告达 1048 例，占整体报告的 71%。对于严重不良反应发生率如此高的中药注射液，我们有足够的理由说"不"。听说在不少医院的药房，中药注射液从西药取药窗口发药，如果你不知道如何区分中药注射液和西药注射液，我建议你在药盒或者药品说明书里找一下药品批准文号，批准文号以拼音字母"Z"开头的代表中药，以拼音字母"H"开头的代表西药（化学药品）。

感冒药只治标不治本

前文说了那么多在感冒时应该拒绝输液，那么你是不是急于想知道不输液该如何治疗感冒呢？

感冒分两种：流感和普通感冒。流感一般发病比较急，伴随着发烧、头痛等症状，这样的症状常常要持续 3 ~ 4 天，同时会有肌肉酸痛、轻中度寒战等症状，得了流感后身体感受到的乏力、虚弱等症状往往会持续 2 ~ 3 周（也就是说，身体需要 14 ~ 21 天才能完全康复），而且流感的并发症往往会很严重。比较而言，普通感冒发病较慢，在儿童身上会表现出和流感一样的发烧、头疼症状，可能会持续 3 ~ 4 天，但在大人身上则很少表现出发烧、头疼症状，往往鼻塞、流鼻涕症状更常见。而且普通感冒的并发症也没有流感那么可怕。引发流感的病毒通常是甲型流感病毒或者乙型流感病毒等有限的几种病毒，因此预防流感可以选择每年接种流感疫苗，接种时间一般是每年的 9 ~ 12 月份（有些医院可延续到第二年的春天）。而引起普通感冒的病毒可以是鼻病毒、腺病毒等很多种病毒，因此没有疫苗可以预防普通感冒。在流感表现出症状的 48 小时内，可以针对病因选择奥司他韦（商品名：达菲）等神经氨酸酶抑制剂来进行抗病毒治疗，但仅限于发病 48 小时内使用，如果超过了 48 小时，抗病毒药也不再有治疗作用。而治疗普通感冒则完全没有针对病因治疗的抗病毒药物可用。

感冒通常建议多喝水、多休息，靠提高自己的免疫力来对付病毒。目前市场上出售的感冒药基本上是以缓解流鼻涕、头疼、发烧、咳嗽等感冒症状为主的药物，也就是所谓的"治标不治本"的药。这类感冒药的主要作用是为了缓解不适，提高患病期间的生活质量，不至于让患者太难受，但不会缩短感冒的病程，人们常说的"吃药一周好，不吃药七天好"就是这个道理。药店里的西药感冒药成百上千种，面对满架的药品，普通老百姓常常无所适从。事实上，感冒药的品种虽多，但不同品种包含的有效成分却大同小异，而且这些成分的数量也非常有限，熟悉这些有效成分比记住感冒药的商品名更重要。西药感冒药里的有效成分无外乎下列六类：1. 抗过敏成分，2. 减轻鼻黏膜充血的成分，3. 解热镇痛成分，4. 祛痰成分，5. 镇咳成分，6. 抗病毒成分。

如果感冒后有流鼻涕、流眼泪、打喷嚏的症状，要选择含抗过敏成分的感冒药，这类成分包括马来酸氯苯那敏（俗称"扑尔敏"）或者氯雷他定等。前者有嗜睡的副作用，后者则没有。

如果感冒后有鼻塞的症状，要选择含减轻鼻黏膜充血成分的感冒药，这类成分主要指伪麻黄碱。由于这个成分曾经被不法分子从感冒药里提炼出来去制作冰毒，目前国家对含此成分的感冒药实施限制购买政策。

如果感冒后有发烧、头痛、关节痛等症状，要选择含有解热镇痛药物成分的感冒药，这类成分包括对乙酰氨基酚等。

如果感冒后喉咙里有痰，要选择含祛痰成分的感冒药，这类成分包括愈创木酚甘油醚、乙酰半胱氨酸、氨溴索等。

如果感冒后伴有咳嗽的症状，要选择含止咳成分的感冒药，这类成分包括右美沙芬、可待因等。

至于第六类抗病毒的成分，国内市售感冒药里常用的是金刚烷胺，而国外感冒药里则完全没有这个成分，因为目前国外的临床数据表明，感冒病毒对金刚烷胺耐药严重，因此这个成分对感冒病毒基本上没有作用。2012 年 5 月，国家食品药品监督管理总局也修改了含金刚烷胺的感冒药说明书，对于可用于儿童，也可用于成人的氨酚烷胺胶囊，将原说明书中"5 岁以下儿童应在医师指导下使用"修订为"5 岁以下儿童不推荐使用",在禁忌一项中新增加"因缺乏新生儿和 1 岁以下婴儿安全性和有效性的数据,新生儿和 1 岁以下婴儿禁用本品"。我个人甚至不推荐成人选用含金刚烷胺成分的感冒药。

选择感冒药时需要注意以下几点:其一,缓解感冒症状要尽量只吃一种药,针对症状选择含有相应有效成分的药品,能选择单一有效成分时,尽量用单一有效成分的药品。多个症状同时出现时,要针对症状选择含有相应有效成分组合的感冒药。其二,含有相同有效成分的不同感冒药一定不要同时服用,比如"白加黑"和"日夜百服咛",它们含有相同的有效成分伪麻黄碱、对乙酰氨基酚、右美沙芬以及属于同类别的抗过敏成分氯苯那敏和苯海拉明,同时服用会导致相同有效成分以及同类成分过量中毒,可能会损害肝脏和大脑(参见第 243 页附录 2《常见感冒药所含有效成分分析》)。其三,高血压、心脏病、糖尿病、甲亢、青光眼、前列腺肥大患者慎用含伪麻黄碱成分的感冒药。前列腺增生患者应避免使用含抗过敏成分的感冒药。其四,目前欧美等很多发达国家都不推荐 4 岁以下儿童服用感冒药(详情参见第 050 页"4 岁以下儿童,国外不推荐使用复方感冒药"的相关内容),而我国目前还没有相关的规定。

输液有弊也有利,掌握 3 点趋利避害

"能吃药不打针,能打针不输液。"这句广泛流传的话非常正确,但要认识到这里面包含着选择。有选择时选择前者,可以规避由输液带来的输液反应、严重药物不良反应、静脉炎等风险;但没有选择时,要理性接受后者。因为在急救病人以及治疗危重症病人时,输液的给药方式

能够及时将药物送入血液，免去了药物通过小肠被吸收再进入血液的步骤，因此可以让药物更快地发挥药效。另外，输液不需要病人的主动配合，即使病人意识不清、无法吞咽药物，也能通过输液的方式高效地为病人补充水分、补充营养、调节水和电解质及酸碱平衡等。因此大家一定要有理性的思维，知道不该输液时不滥用输液，但该输液时不能盲目地拒绝输液。

由于病情的需要必须输液时，除了指望药品质量安全以及医务人员责任心强外，自己也要学会规避输液相关的风险。输液是事关性命的大事，不能只是要求医生和护士等医疗工作者对自己的生命负责，他们也是人，难免会有疏忽的时候。有效规避风险，你可以从下面三个方面来做。

第一，主动核对药品信息。

在医院里，医生开药、药师发药以及护士给药之前都有严格的查对制度，即使这样，也难以保证100%不出现用药差错。用药差错最常发生在药名容易混淆的药品上，比如"阿糖腺苷"和"阿糖胞苷"这两种注射剂，药名一字之差，用来治疗的疾病却完全不同。这两个药就曾经在上海的某著名大医院被搞错过。百度百科上有关的事件介绍是这样的："2012年12月4日，因呕吐症状从外地去上海就诊的儿童'小毅'，因进修医生的失误，误将静脉注射药物阿糖胞苷作为阿糖腺苷且注射到小毅身上。2012年12月13日，医院通过微博寻得此人，并且给予赔偿和道歉。2012年12月17日下午，与小毅在同一天就诊的9名沪籍患儿现身，他们皆被院方通知用药错误。"

为避免这样的用药错误发生在自己身上，我建议患者在下面三个环节中多问问题以规避风险。在医生开药时，问问医生开的是什么药，这些药怎样起作用；在药房拿药时，问问药师这是什么药，用于治疗什么病，以便及时发现药品是否针对自己的病症，药拿到手后逐字和处方比对，打开药品说明书对照适应证无误后再交给护士；护士扎针前，继续问护士这药是治疗什么病的，同时仔细核对输液袋上的病人名字以及药品名称是否是自己的。前不久，在北京的某大型医院，就曾发生一个患者输液过程中突然死亡的医疗事故，查找死亡原因时发现输错了药，将别的患者的药输到了这个患者身上。

第二，别擅自调整输液速度。

输液的时候，看着液体滴答滴答慢吞吞地进入血管，你是不是总有想把输液速度调快的冲动？千万别这样做。首先，输液的速度是根据药物的特点和安全性设置的，并不能随便更改。有些药物可以快速滴注，并且快速滴效果会更好；而有些药物非得慢慢滴才行。滴快还是滴慢，都要严格遵从医嘱。如果随意将速度调快，液体大量涌入血管会增加心脏的负担。这对于心脏功能正常的人来说可能没事，但对于原来心脏功能就不好的人来说，这些额外的负担很可能引起心力衰竭。其次，很多药物对血管有刺激性，如果输液速度过快容易发生静脉炎等不良反应。

第三，注意输液不良反应。

输液的操作是直接开放静脉，药物本身以及输液操作都可能对患者造成严重不良反应和输液反应。严重不良反应常见的是过敏性休克，最容易使患者出现过敏性休克的药物是抗生素和中药注射液，因此输注此类药品时，一旦出现冒汗、心慌或呼吸困难，要及时通知护士。

另外，如果输注的药品和药品稀释剂之间相互不兼容，形成沉淀或者发生化学反应，也容易出现问题，患者可能出现发抖、高热等输液反应，因此患者在输液的过程中，自己也要密切关注输液袋中液体的变化，若发现结晶、絮状物、变颜色等现象，要及时通知护士。

切记输液过程中不要离开输液室到处走动，要在医生、护士的视野之内活动，万一发生过敏性休克，可以及时获得救治。有时候，某些输液的不良反应不会立刻出现，因此保险起见，输完液应在医院再待30分钟，确认没有反应再离开。

用药无小事，理念决定疗效

儿童不是缩小版成人，应为其选用儿童剂型药

有一天，我在药房窗口值班，一个外国妈妈来买草莓味儿童口服补液盐，说她女儿拉肚子脱水，她要喂女儿喝点这个，女儿就喜欢草莓口味的。我告诉她中国没有草莓口味的补液盐，也没有儿童专用的口服补液盐，目前中国的药店或者医院里只有不区分大人儿童的两款口服补液盐：口服补液盐Ⅲ粉剂和口服补液盐Ⅱ粉剂。口服补液盐Ⅲ可以按照说明书上的要求冲调后给儿童服用；而口服补液盐Ⅱ的渗透压有点高，给儿童服用时需要将其稀释1.5倍（即1包粉加750毫升水而不是说明书上的500毫升水），才能和世界卫生组织最新推荐的低渗标准一致。但上述补液盐不是儿童专用剂型，口感都不太好，中国市场也没有供儿童选择的多种口味口服补液盐，而且口服补液盐在中国的普及率也不高，老百姓在药店里也不太容易买到。

她告诉我，她不仅在女儿拉肚子时会想到买这个，女儿感冒时她也会给女儿买这个。在他们国家，儿童口服补液盐不仅有粉剂冲水的，还

有溶液剂直接饮用的，还有做成棒棒冰的样子冻成冰棒吃的，各种各样的口味，超市药店随处可见。

我在美国的药房工作过，她说的情况我了解，于是我把这件事情记录下来发了一条微博，希望能有有识之士在中国生产更人性化的适合儿童口味的口服补液盐。这条微博很快得到了家长们的支持，一天的时间被转发了 3 万多次，迅速地被扩散了出去，但与此同时，有些不同的声音也出现了，引起了不小的风波。

有人说：能买到口服补液盐就行了呗，还在这儿矫情什么儿童口味！这样的人可能不知道，作为直接为病人服务的一线药师，日常工作中我听到家长抱怨最多的就是药的味道不好，宝宝不吃或者喂不进去。喂不进去药和市场上买不到这种药的结果是一样的。另外，因为很多药没有儿童剂型，给儿童服用时，往往采用毫无科学依据的"儿童减半"剂量标准，可儿童不是缩小版的成人，儿童尚不成熟的肝、肾等重要器官很容易因此受到伤害，因此我才会不断呼吁全社会重视研发和生产儿童剂型药品。

还有人说：随便配点糖盐水喝喝就行了。真这么简单吗？目前市售的口服补液盐都是按照世界卫生组织推荐的配方生产的。配方里不仅含钠，还含钾，除了这些盐成分外，还有固定配比的糖成分。糖起到往身体里运盐的作用，不可或缺但量又不能太大，否则会像海绵一样把体内的水吸到肠道，恶化腹泻。口服补液盐的配方是世界卫生组织结合多年临床经验不断更新而成，截至目前已经更新了 3 次，我前面提到的口服补液盐Ⅲ的配方就是由此而来，所以绝不是我们自己随便配点糖盐水就能取代的。至于随便稀释的运动饮料、苏打水和果汁更不能替代口服补液盐，运动饮料、苏打水和果汁的含糖量普遍偏高，而钠的含量又普遍偏低。

拉肚子的主要危害是引起病人脱水，造成水、电解质紊乱，如果补液不及时，严重的脱水会导致病人死亡。据世界卫生组织估计，全世界每年有上百万儿童通过口服补液盐治疗而得到存活，各国公认它是一种简便、安全、经济、有效的液体疗法。作为轻、中度脱水的首选治疗药物，它的最大优点是不必做静脉穿刺输液，病人在家即可服用。

从这次的风波，我真切地感受到，中国老百姓需要更新的不仅仅是用药知识，还需要更新用药理念。现在已经不再是缺医少药的年代，当我们给病人用药时，越来越需要考虑病人在用药时的人性化需求。而提供适合儿童口味的儿童剂型药品，体现着一个社会的文明程度以及对儿童的关爱程度，是全社会都应该重视的一个问题。

药物起效有快慢，不要指望都能"药到病除"

大多数病人在治病时，都比较祛病心切。在一个医生那儿拿了药，吃了一两天发现没有明显作用，就停药，或者增加药量，或者换药，有的甚至反复到多家医院就诊。这样不仅浪费精力和财力，还可能会延误治疗。其实，很多时候医生的诊断是明确的，治疗也对路，开出的药品也有效，只是少给病人说了一句话：服药后大约多长时间才能见到疗效。毕竟药物起效的时间是不一样的，不一样的疾病要经历的病程也是不同的。

比如，消除症状的药物药效发挥就比较快，像退烧药大约30分钟~2小时就能起效。但针对病因治疗的抗生素等药物起效就比较慢，因为抗生素的杀菌或抑菌作用需要药物在人体内达到一定的血药浓度才能产生，而达到有效的血药浓度没有想象的那么快。另外，细菌感染被控制也需要一段时间。就拿最常见的肺炎而言，即使确定是由细菌感染引起的，使用抗生素后也需要观察 2 ~ 3 天才能看到效果，此时才能大致判断选择抗生素的种类和给药途径等是否正确。

此外，每种疾病都有它固有的发展历程。有些常见病不治就能自愈，被称为自限性疾病，常见的如普通感冒（上呼吸道感染）、非感染性腹泻等。这类疾病在儿童身上高发，疾病好转通常需要 1 周左右的时间。面对儿童自限性疾病，家长往往表现得太过焦虑，不停地寻找"名医"。其实，不存在治疗儿童常见病的名医，家长缺乏的是对常见病的基本认识，以及对常见病的护理知识。儿童常见病"三分治疗，七分护理"。孩子吃得好、睡得好、精神好，往往生的就不是什么大病。很多儿科医生笑谈，他们喜欢接诊二手病人。为什么呢？因为很多小宝宝的病，病程在 5 ~ 7 天，很多家长的耐性顶多就是 2 ~ 3 天，往往到了 4 ~ 5 天的时候就坚持不住了，换个医生再给宝宝看一遍。经过第二个医生治疗后，宝宝 2 ~ 3 天病就好了。其实这是宝宝的病程自然结束了，家长们还误认为是第二个医生的功劳，往往会抱怨之前的医生昏庸。

民间有句俗语"倒霉的医生治病头，走运的医生治病尾"，老百姓把患病的初期和患病的末期，分别叫作"病头"和"病尾"。人们在刚开始看病治疗时，往往都"求愈心切"，一旦不见效果，常会埋怨医生，所以说"倒霉的医生治病头"。而当病情渐渐好转，再去看医生，吃了第二个医生的药很快就见效了，似乎第二个医生能药到病除，于是，病人就夸第二个医生医术好，这叫作"走运的医生治病尾"。

另外，有些病是随着病程进展逐渐明朗的，比如幼儿急疹。这种疾病在 6 个月 ~ 1 岁的宝宝中很常见。出疹子前会发烧烧得很厉害。家长看到宝宝发烧，会第一时间带宝宝去医院，但此时，因为疹子还没有发出来，哪个医生也不能明确诊断出宝宝患的是幼儿急疹，只有当疾病进展到 3 ～ 4 天，热退疹出才能明确诊断。也有些棘手的疾病，需要不断排除其他的疾病才能最后确诊，很多时候正是因为初诊的医生排除了其他的疾病，复诊的医生才能给出正确的诊断。

这就好比吃馒头的经典故事：一个人因为肚子饿，吃了 5 个馒头都没解饥，又吃了半个才吃饱。吃饱了以后他就开始抱怨前 5 个馒头白吃了，早知如此就只吃最后那半个馒头了。是不是很可笑？看病也一样，切不可因为才吃一两次药没看到效果，就急着换药或者换医生。

药品不是越贵越新就越好

人们常说"一分价钱一分货"，所以在经济能力允许的范围内，人们喜欢买价格高的东西以求买到好的质量。但药品不是越贵越好。药品价格是由它的研发成本、原料成本、工艺制备过程以及销售环节等因素决定的，不是由药品对疾病的疗效好坏决定的。有些新药，由于研发成本高，定价会相应高，但不见得疗效就一定好过现有的老药。比如人们熟知的老药阿司匹林，大剂量的阿司匹林可以止痛、退烧，小剂量的阿司匹林可以预防心梗、脑血栓患者的血栓形成。它的价格很便宜，但它的作用是世界公认的。

还有一些慢性病患者，总希望从新药中寻求立竿见影的效果。但一般来说，临床上对新药和刚进口药品的实际疗效及毒副作用的观察时间不长，需要有一个实践检验的过程，要经过大规模的临床使用才有可能发现其罕见的严重不良反应。在检验过程中，就有一部分新药由于经不起考验而被淘汰，比如曾经盛极一时的减肥药"曲美"（通用名：西布曲明），在临床用了一段时间后发现它会增加患心血管病的风险（包括非致死性心梗、非致死性卒中、可复苏的心脏骤停、心血管死亡等），于是在全球范围内被禁用。所以不能盲目迷信新药。

服药后出现不适，先考虑药品的不良反应

有些病人服用某种药后出现不适，便认为是药品质量问题，甚至认为是医生开错药所致，进而引发医疗纠纷。实际上，在正常用法用量下出现的和用药目的无关的有害反应，多数情况下是药品的固有属性，我们称之为药品不良反应，也就是老百姓俗称的"副作用"。这类反应的出现不属于人为错误，不作为医疗事故的依据，只作为加强药品监管、指导老百姓合理用药的依据。

有些药品的不良反应是很难预测的，尤其是新药，因其上市前临床试验的病人数有限，病人所患疾病的种类单一，多数情况下还排除了特殊人群（如儿童、孕妇等），因此一些罕见的、长期才能表现出来的、发生在特殊人群身上的不良反应难以察觉，必须在大范围临床使用后才能发现。因此，要警惕药品不良反应，尤其要警惕新药的不良反应。

服药剂量随便改，等于拿健康当儿戏

很多人在药物剂量的认识上存在误区。虽然药物说明书上白纸黑字地写着一天几次，每次几片，可他们才不管，他们误以为增加用药剂量就会增强药效，于是深受疾病折磨时便给自己"下猛药"，本该吃一片的

他吃两片，本该吃两片的他就吃三片。也有的病人会觉得"是药三分毒"，吃一点药减轻点症状就可以了，干吗还让身体承担不必要的毒副作用。我认识的一个哺乳期妈妈就这样。她生了病很着急，但不敢吃药，担心吃了药会对宝宝产生影响，所以，她就自作主张减少剂量，认为这样身体清除药物的速度就会快点，就能早一点继续哺乳。

药品通常是按克、毫克、微克等单位来计算剂量（注：剂量就是每次的用药量）的，不同的药物，剂量差别很大。例如葡萄糖、氯化钠等药是以克为单位计算剂量，吗啡、安定等药是以毫克为单位计算剂量，而左甲状腺素钠、舒芬太尼等药是以微克为单位计算剂量。患者服用药物的有效剂量是根据大量的临床试验数据得出来的，是非常精确的。患者随便增加剂量或减少剂量都是不对的。若患者随意增加剂量，可能会因服用过量中毒；若患者随意减少剂量，又可能达不到治疗效果。

比如，对乙酰氨基酚的常规剂量是500毫克，也就是每次服用500毫克的对乙酰氨基酚就能达到治病的效果。但如果你每次服用超过1000毫克，它就可能给你的肝脏造成损伤。为了避免对乙酰氨基酚过量造成肝损伤，2011年，美国强生药厂旗下的麦克尼尔消费保健品部门就修改了对乙酰氨基酚片剂的药品说明书，将每日最大剂量从4000毫克下调到3000毫克，就是怕老百姓吃多了伤肝。但如果你担心它的副作用，随意地把每次的剂量减小到200毫克，这样的剂量确实对身体不会产生副作用，但同时也没有疗效了，因为对于成人来说，这么小的剂量还没能达到药物起效的剂量呢，即使吃了药也可能白吃了。

这顿忘了吃药，千万别下顿找补

关于吃饭，老百姓有种说法是"这顿没吃，下顿找补"，意思是忘吃了一顿饭，下顿多吃一点找补回来。这个说法套在吃药上可不好使，如果忘服一次药，可千万别下次找补。因为每种药物每次服用的正常剂量是根据药品上市前多年的试验研究出来的，这样的剂量才能保证药物吸收入人体后能起到理想的治疗作用，又能尽可能地避免副作用。如果一次吃下两次的剂量，吸收入人体的药量起的可就不单单是治疗作用，而是有害的副作用了，严重者甚至会中毒。一次吃两次的药量相当于自己擅自增加药量，会使体内药量在短时间内快速升高，造成不良反应。有些药物的治疗剂量和中毒剂量很接近，擅自加量非常容易中毒，而且任何药物吃进去都要通过肝脏代谢、肾脏排泄，擅自增加药量会给肝肾造成负担。

正确的做法应该是：如果想起来的时候距离下次吃药还有足够的时间间隔，可以在想起时及时把忘记吃的药补上，下次的药仍然按原来时间服用。比如一天一次的药（即每 24 小时服一次的药），在五六个小时内发现忘吃；一天两次的药（即每 12 小时服一次的药），在三四个小时内发现忘吃；一天三次的药（即每 8 小时服一次的药），在一两个小时内发现忘吃，都可以及时补上。但如果想起来的时候已接近下一次吃药时间，就不要补了。

有些例外的情况也不容忽视，比如一些胃黏膜保护药和降糖药，需要固定在饭前或者饭后吃。对于这类药物的漏服，即使想起来时离下次服药时间间隔还长，也不用补了，而是应该遵医嘱，该饭前吃的就在饭前吃，该饭后吃的就在饭后吃。

为了预防忘记吃药，可以每日尽量安排最容易记住的时间段吃药，比如一天一次的药物可以按照药品要求选择早晨起床时吃，或者睡前吃；也可以在手机里设置吃药提醒的闹钟，定时提醒吃药；或者制作一个吃药记录表，注明吃药时间，每吃一次药，就在相应的位置打上钩；也可以买个分类药盒，这种分类药盒一般分为 1 周用量，即有 7 个小格，早、中、晚用不同的颜色分开，可以把每天要吃的药物按量分类放好，如果怀疑忘了吃药可以核对，吃没吃药、吃过几次一目了然，避免忘了吃或者重复吃。

我在临床上经常遇到一些外国人，他们来中国旅游，但因为来时太仓促或太兴奋把自己长期吃的药忘家里了，或者旅游计划变了，带的药不够吃了，不得不到医院去看医生，要求医生开处方拿药，浪费时间、金钱不说，还影响旅游的兴致，很划不来。因此提醒长期服药的朋友，如果外出旅游或者出差，一定要记得带药，而且要多带一些，以应对行程变化。

国外的药物未必更加安全有效

很多人都比较迷信国外的药，觉得国外的药治病更有效，特别是当亲友得了疑难杂症或者是罕见病时，如果国内没有治疗这些病的药物，他们便对国外的新药趋之若鹜，通过互联网在国外购买，这种行为我们称为"海淘"。针对老百姓的这一行为，我建议大家从外国购买"新"药要谨慎，无论是治疗疑难疾病和罕见疾病的新药，还是治疗普通疾病的药物都要谨慎。

国外批准上市的药物不一定有亚洲人种的试验数据，一些药物可能在不同人种间存在疗效和剂量的差异。以心血管药普萘洛尔（商品名：心得安）为例，若想使患者心率下降 20%，其所要求的血浆药物浓度，黄种人比白种人低一半左右。也就是说，同样的剂量，美国人用起来刚好，中国人则可能因过量出现不良反应。当这些药物在国内经过临床试验后，这些不同将会在说明书中通过标注体现。如果使用还没有在中国上市的国外新药，很可能因为缺少这方面的数据，而不能获得合理的用药剂量。

治疗常见疾病的药物，国外的也不一定更好，还有可能带来安全隐患。比如有家长听信网络上卖家的忽悠，买了所谓的"万用药膏""小蜜蜂"紫草膏，宝宝出现尿布疹、蚊子包、湿疹等皮肤问题都拿它来涂。但其实这个药膏在国外只不过是一支普通的户外药膏，作用相当于中国的清凉油，只限于两岁以上的人群使用，而且也不能用在有创口的皮肤上。一旦长期用在有创口的皮肤上，有造成肝损害的危险，并不像网络上卖家宣传的"可以吃的药膏"那样安全。

并且，阅读外文说明书获得相应的用药指导对于很多中国老百姓来说还是比较难的。而说明书是用药的重要参考，如果不能读懂说明书，对于用药的时间、剂量、不良反应、使用注意事项等就难以明确。且不说大多数人缺乏相应的外文阅读能力，即使能理解这些外文，如果没有专业的医药学背景，也不一定能理解某些专业术语的真正含义。现实中，我就遇到很多人对药品中文说明书的理解不正确，例如"顿服"是指"将药一次性服用"，不少人就理解为"每顿饭时服用"，结果一天服了三次。

很多家长对我说："我们上网海淘也是被逼的啊！如果中国的药品能够真正安全放心的话，谁愿意千里迢迢去淘药啊！"我特别能理解家长们无奈的心情，可我还是要说，有时候你淘回来的所谓药品，它还真不是药品。比如顺势疗法产品。

漂洋过海去买"水"不划算

顺势疗法受到中国妈妈追捧多源于对中国药品的信任危机

顺势疗法的产品在中国受到追捧大约是在 2005 年以后，淘宝等网购行业的兴起，加之中国本土的药品安全频频出现问题，很多妈妈期望能够找到一些天然的安全药物。顺势疗法的产品恰好满足了妈妈们的这种心理，在很多人不太了解此类产品的情况下，顺势疗法的产品就在中国热了起来。很多妈妈是把顺势疗法的产品当作药品淘回来的，但从严格意义上讲，顺势疗法的产品不属于药品，不接受美国食品药物管理局的严格审批。顺势疗法产品作为现代医疗的一种辅助治疗方法存在，在美国的超市里和保健品摆放在一起出售。

很多用了顺势疗法产品的人之所以觉得有效，大多是因为获得了一种心理安慰，心理负担的减轻对疾病的恢复有一定作用，尤其是感冒等有自愈倾向的疾病，心理作用在提高自身免疫力对抗疾病方面有一定的积极作用。而且顺势疗法的产品绝大部分成分是水，多喝一些水对某些疾病的恢复也有益，比如感冒造成的发烧、咳嗽和有痰，多喝水有助于缓解这些症状。

顺势疗法起源于德国一位医生的"突发奇想"

顺势疗法是德国医生塞缪尔·哈内曼于 18 世纪创立的。一个偶然的机会，他发现自己在身体健康的情况下服用少量用来治疗疟疾的金鸡纳树皮后，能够出现类似于疟疾的发热。由此，他提出一个理论：那些能使健康人出现某种病的症状的东西，是治疗这种病的良药。也就是如果吃了某种东西以后，出现一些症状（比如发烧、头痛、恶心），那么反过来，当生病的人表现这些症状（比如发烧、头痛、恶心）时，就可以通过服用这种东西来治疗。比如，吃了金鸡纳树皮后会出现类似于疟疾的发热，那么如果病人表现出发热时，就可以通过服用经提取后的金鸡纳树皮来治疗，也就是他所说的"相似"治疗"相似"。

接下来，哈内曼继续在他自己和健康的朋友身上试验其他物质（这些物质常常来源于植物萃取物）。并在吃了某种物质以后，就记下自己出现的各种症状，并相信这些物质能够治愈这些症状。

尽管顺势疗法产品使用的物质取自天然植物，但天然植物来源的物质不一定100%安全。比如临床使用的颠茄类植物中提取的莨菪碱类物质，有严格的用法用量要求。因此，哈内曼并不是把这些物质直接作为药物使用，而是首先把某种物质在酒精中浸泡几个星期，过滤浸泡液得到该物质的"母酊剂"。然后，他使用一些"母酊剂"通过用水反复地稀释和强烈地摇动（振荡），得到最终的产品。直到现在，仍然用这套基本程序来制造顺势疗法的产品。有的产品要被稀释成百上千倍，这在顺势疗法的产品上一般都会标明，比如"X"代表的就是10倍，3X就是30倍，"C"代表的是100倍。

顺势疗法的医师认为，对产品进行稀释和振荡实际上能够使它更加有效，似乎剧烈的摇动可以把能量传输到水中并且留下了对原始物质的记忆，顺势疗法医师称之为强化，根据它们稀释的次数，这些产品能够得到不同的势能。常见的势能级别（以稀释次数增加的顺序）为6C、12C、30C和200C。产品的稀释次数越多，功效越大，作用持续时间越长。

随着现代医学的发展，顺势疗法在美国逐渐衰落

顺势疗法在创立之初确实在美国流行过一段时间，当时的现代医学还不发达，仍然处于依靠放血和重金属等手段治病的阶段，这些手段在治疗疾病的同时，也会给人体带来很大的副作用。顺势疗法的出现，满足了人们对治病的同时保证身体安全的需求，所以创立之初顺势疗法的确在美国流行过一段时间。

随着现代医学的发展，美国医学界对顺势疗法的看法也逐渐明朗，目前医学界的主流看法是：对于任何一种疾病的治疗和预防而言，顺势疗法的产品疗效和安慰剂相当。顺势疗法在美国逐渐衰落，药学院学生的教材中仅有一小章节介绍这种疗法。

接受过现代医学教育的科学家普遍认为：顺势疗法的原理荒谬，服用高度稀释的药物，实际上已经等同于饮水。因为顺势疗法产品一般都是被用水稀释了 10 的 N 次方的，这是什么概念呢？就相当于往海洋里滴一滴水，也就是说，其有效成分的浓度，比沧海一粟还要低，事实上是除了水什么都没有。

英国牛津大学一直在进行一些有关顺势疗法的论证实验，但是实验结果也不能令人满意。2003 年的牛津大学网站上公布了对顺势疗法的一个论证结果，发现用这种治疗方法治疗一些经常头痛的患者并没有起到很好的效果。6 名接受顺势疗法的患者，常年受到头痛的侵扰，但是在接受顺势疗法一段时间后，头痛的毛病并未缓解。而且至今没有任何一个科学家可以为顺势疗法的治疗效果提出完整合理的解释。伦敦大学医学院药理学教授大卫·科克伦在 2006 年 7 月 27 日的《自然》杂志上发表了一篇质疑顺势疗法的论文，他认为，顺势疗法不过是在玩数字游戏。

顺势疗法产品只是安慰剂，不建议购买

顺势疗法的产品并没有在美国食品药物管理局注册，顺势疗法产品的生产制备不用遵守严格的药品制备规范，也不需要临床试验证实它的安全性和有效性。美国食品药物管理局之所以一直没有严格限制顺势疗法的产品，重要原因在于顺势疗法的稀释理论，一旦产品被高度稀释，最后成品中的药物基本不存在，服用至少没害。但一旦在市场上发现这些产品没有被稀释到足够的倍数，给人体带来伤害，美国食品药物管理局就会要求厂家召回这个产品。也就是说，尽管美国食品药物管理局不监管它是否有治疗效果，但美国食品药物管理局监管它在市场上的严重不良反应，某个产品一旦出现严重不良反应，美国食品药物管理局会要求厂商从市场上撤出该产品，并向公众发布不良反应通告。

既然顺势疗法的产品与安慰剂相当，那么不建议妈妈们花重金去海淘这些和水差不多的产品，更何况，顺势疗法的产品也不是绝对安全，也曾有过因为一些产品没有稀释到足够倍数而导致产生严重不良反应的案例，因此即使妈妈们要购买，也最好到美国食品药物管理局网站（www.fda.gov）查一查自己购买的产品是否有被召回的记录或其他不好的消息后再购买。

安全用药要掌握的 7 个注意事项

有研究表明，40% 左右的人有过吃错药的经历，有时吃错药并不是因为医生开错了或者买错了药品，往往是因为患者自己疏忽大意了。仅2012 年一年的时间，我在工作中就接触到了很多用药错误的事例。在此，我总结了大家在用药之前一定要留心注意的 7 个问题。

第一，注意区分颜色、形状、大小相同或相似的药片。有一次，我正在值夜班，一个病人打电话过来，说刚刚错把扑尔敏片当成泼尼松片，误服了 12 片，问怎么办。扑尔敏每片 4 毫克，12 片就是 48 毫克，而扑尔敏的最大剂量每天不超过 24 毫克，这是很危险的，于是我建议她立刻看急诊。国产的扑尔敏和泼尼松都是白色小圆药片，不注意区分很容易搞混。所以，服药之前一定要认真核对药品包装上的药名和剂量，同时不要让药片离开原包装，以便辅助确认药名。

第二，不同浓度的同一种药，注意区分服药剂量。曾经有位妈妈把泰诺林的滴剂误认成混悬剂，按混悬剂的剂量给宝宝服用，导致宝宝用药过量，不得不送急诊观察。混悬剂的药物浓度是 32 毫克 / 毫升，而滴剂是 100 毫克 / 毫升。各位家长要特别注意药物浓度。2012 年 6 月，美国食品药物管理局要求泰诺林生产商将这两种浓度统一成 32 毫克 / 毫升，此后美国市场上就只卖一种浓度的泰诺林了。出于用药安全的考虑，我们医院从 2012 年起也只卖一种浓度的泰诺林了。但目前中国的医院和药房里仍然还有两种浓度的泰诺林出售，家长们给宝宝喂药前一定要认真核对剂量。

第三，由专人负责给宝宝服药。有时候，用错剂量还和多人喂药有关。一次，一位老太太气喘吁吁地来到药房问我："我外孙药吃多了，咋办？"原来，前天这位老太太来药房拿药时，对怎么给外孙吃药听得很明白，当时药师怕她忘了还给她手写了一份服用药物的说明。她回到家后，给宝宝喂了药就外出了，宝宝的外公看到药，以为宝宝还没吃，就又喂了宝宝一次。所幸重复给药没达到中毒剂量。在此提醒所有家长，一定要固定由一名家人负责给宝宝服药，以避免重复给药造成过量中毒。

第四，多种药物同时使用时，要仔细核对药品名和用法。有位医生给一个宝宝开了布地奈德和沙丁胺醇的溶液让宝宝雾化治疗。布地奈德需要每12小时使用一次，沙丁胺醇需要每4小时使用一次。宝宝妈妈错把布地奈德当成了沙丁胺醇，于是布地奈德每4小时雾化一次，而沙丁胺醇则每12小时才雾化一次，用了一天才发现错了。结果导致宝宝使用布地奈德过量，而沙丁胺醇的药量又用得不足。所以提醒大家在用药之前一定要仔细核对药品名和用法，尤其是多种药物同时使用时。

第五，包装相似的药要仔细核对药名。因为包装相似而用错药的情况就更常见了，例如用于平复疤痕的硅凝胶舒痕，跟眼药膏的包装一样，都呈管状。有个剖腹产的新妈妈把用于平复腹部疤痕的药买回家，家里老人却错把它当成眼药膏，涂进了新生儿的眼睛里。在很多年前，临床上还发生过护士把口服肠内营养液当成静脉输液推到病人血管里的事件。只因为装口服液的瓶子长得和输液的药瓶一样。这次事件以后，药厂把口服液的瓶盖改为铁皮盖，输液针扎不进去也就无法吊瓶了。当然，目前相似包装的不同药品还有很多，大家用药之前还是要仔细核对。

第六，严格按照说明书要求用药。止泻药蒙脱石散剂是像石灰一样的药粉，吃它时，你会为了图省事，选择把药粉直接倒进嘴里用水送下去吗？我们的一个病人就这么做了，结果噎着了，差点窒息。吃药不能图省事，蒙脱石散剂说明书里正确的服法是：取个杯子将药粉倒进去，加50毫升温开水完全冲开，然后喝下去。我把这件事发布在微博上的时候，一个网友给我留言，说想到一个笑话，说给孩子喂奶，直接把奶粉喂进嘴里，然后喝水，然后再把孩子抓起来上下左右晃。笑话说起来大家都很轻松，但一旦真实发生用药或者喂养错误就没这么轻松了，所以大家千万不能为了图省事而不加水或者少加水服药。

第七，药品要放在宝宝拿不到的地方。有一回，我在微博上刚给一个妈妈回复宝宝误服了湿疹膏怎么办，就有另一个妈妈问宝宝误服了护臀膏咋办。话说这些东西，真不应该放在宝宝能接触到的地方。除了外用的药膏，外用的眼药水、滴鼻剂、滴耳剂这类药也要远离宝宝存放。我们大人知道外用药不能吃，但宝宝们是不会因为这些是外用药就不往嘴里放的，所以涂完药膏要仔细收好，千万不能随手放在婴儿车里或者婴儿床上。

第二章

宝宝的健康你做主

药是治病的，但也会因用药不当产生新的疾病，特别是处于发育过程中的儿童，错误的用药可能招致严重的后果。懂得对药心存敬畏，能不用药就不用，能少用药不多用，能口服不肌注，能肌注不输液，是每个家长都应该掌握的基本用药常识。

感冒不用药，一周也会好

我最难忘的一次女儿感冒经历

2011 年早春的一个夜晚，一场大雪把北京城装扮成了一个银装素裹的世界。女儿嘉嘉早上起床往外一看，立刻欢呼雀跃起来，张罗着让我和她爸爸带她去公园玩雪拍照。当天刚好是周末，难得的一家三口一起外出的日子。我们想着春雪融化得快，得赶在太阳公公发威前让她玩个够，于是带上玩雪工具就兴冲冲赶到了家附近的郊野公园。结果光顾着准备玩雪的工具，忘了给她准备换穿的衣物，尤其是鞋子。当积雪迅速融化时，在雪地里疯玩的嘉嘉全然没注意到她的鞋子湿了，等我们注意到时，估计已经湿了有一会儿了，于是马上带她回家换鞋。傍晚的时候，嘉嘉就说不舒服，晚饭也没怎么吃，嘉嘉爸爸摸了一下她的额头，说脑门很烫，我拿出家里的电子体温计，放在她的腋下一量，38℃。小姑娘发烧了。

嘉嘉姥姥着急地说："快吃点药吧，别把宝宝脑袋烧坏了。"

我安慰她："宝宝应该是早上玩雪的时候穿湿鞋冻感冒了，发烧烧不坏脑袋，体温还不太高时，先给她物理降降温，体温超过 38.5℃再考虑给她吃退烧药，吃药的目的也不是为了防止烧坏脑袋，而是怕烧得太高宝宝会高热惊厥进而抽搐。"

于是，我帮嘉嘉洗了温水澡，之后喂她喝了些水，安顿她睡下。小姑娘睡得并不安稳，体温不久又升上来了。

嘉嘉爸爸不断用手去感觉她的体温，当发现嘉嘉额头发烫而手脚发凉时，他也不淡定了，提议说："带宝宝去医院看医生吧。"我用肯定的语气安慰他说："宝宝有明确的得病原因，是因为玩雪着凉了，基本上就是病毒性感冒，发烧是她身体的自我保护措施，说明她的免疫系统在和病毒作斗争。头热脚凉也是正常现象，因头上血管丰富，致使局部温度高。又因为宝宝心脏搏动力量较弱，发烧时更多的血供应重要器官了，因此到达手脚末端的血流就少。再继续观察一下。这会儿即使去医院看急诊，医生也会建议先观察病情进展。"

安慰完嘉嘉爸爸，我把嘉嘉身上的被子往下拉了一点，帮助她身上散热，同时用被子盖上了她发凉的手和脚，为她的手和脚保暖。

接近半夜的时候，小姑娘烦躁地醒来，我再次量了她的体温，38.7℃。我马上把准备好的退烧药泰诺林（浓度为 160 毫克 /5 毫升的对乙酰氨基酚混悬液）按她的体重每千克 15 毫克算好剂量，并折算成毫升数喂给她吃，同时又喂了她一些水，之后用温热的毛巾帮她擦身上、腋下、脖子等发热的地方。很快，小姑娘就又睡着了。一觉睡到了天亮。

第二天，她还是有些低烧，但精神状态还好，低烧并不影响她吃饭、喝水、玩积木搭公主城堡，我就继续把她留在家里观察。夜里体温再次烧到了 38.5℃以上，就又喂了一次泰诺林。

第三天，她继续白天低烧夜里高烧，并且开始咳嗽。

嘉嘉姥姥拿出自己平时吃的止咳药甘草片说："万一咳出肺炎怎么办？来给她吃半片甘草片。"

尽管我也为嘉嘉的咳嗽担忧，但理智还是促使我及时地制止了嘉嘉姥姥："妈，孩子不是大人的缩小版，她的肝、肾等重要器官还没长成熟呢，大人药减半给她是非常不科学的，别给孩子用成人药。另外，咳嗽是咳不出肺炎的，感冒的时候伴随咳嗽也很常见，你看她咳的时候还有痰，要是吃了止咳药，痰咳不出来，倒是有可能感染到肺导致肺炎。另外，您知道吗？国外已经不推荐给 4 岁以下的儿童使用止咳感冒药了，今年美国开出'医生不该作为'列表，继续呼吁不要给 4 岁以下的儿童使用止咳感冒药。这些药没有好处，相反还有严重的副作用。目前嘉嘉只是偶尔咳嗽，还不影响她正常的活动，再继续观察吧。"

"可她咳嗽的时候会咳到吐，这不严重吗？"嘉嘉爸爸也不失时机地表达了一句他的忧虑。

"咳嗽是需要呼吸肌参与的动作，儿童的呼吸肌发育还不成熟，还不能很好地完成咳嗽这个动作，因此往往需要呕吐这样的动作来协助咳嗽把呼吸道中的痰排出来，因此小朋友咳到吐的情况也很常见，通常不会以咳嗽的时候吐不吐来判断病得重不重。"我说。

"我看还是得吃点消炎药，邻居家的宝宝咳嗽，吃了点头孢就好了，你们给嘉嘉也吃点头孢，她能好得快点。"看得出，嘉嘉姥姥实在看不惯我们不给嘉嘉吃药的做法。

为了缓解她的担忧，也为了排除感冒有可能导致的并发症，我对嘉嘉姥姥说："头孢属于抗生素，是处方药，虽然我是药师，也不能随便自己就给宝宝吃头孢。要不要吃头孢得去看医生诊断后做决定，如果医生诊断嘉嘉感冒后有细菌感染的并发症，就需要吃抗生素。如果没有细菌感染乱吃头孢，反倒把宝宝身体里的好细菌杀死了，宝宝的免疫力就下降了。"

　　我抓住这难得的机会让嘉嘉姥姥更新用药观念，继续说："妈，你可能有个误区，认为嘉嘉咳嗽的症状和咱邻居家的宝宝一样，那么嘉嘉得的病就和邻居家的宝宝一样，治疗用药也应该一样。事实上，医生不会这样考虑疾病。咳嗽本身不是一种病，它只是身体表现出的一个症状，很多病都能表现出咳嗽的症状，比如肺炎能引起咳嗽，支气管炎也能引起咳嗽。而且咳嗽也不一定就是细菌感染引起的，病毒感染也会引起咳嗽啊，咱得先搞明白咳嗽是什么原因造成的，针对病因去治疗才是有效的治疗。"

　　"那现在就带嘉嘉去看医生吧。"嘉嘉姥姥听明白了我的意思。

　　于是我们在嘉嘉发烧第四天的时候带她去了医院。儿科医生认真听取了我对嘉嘉病程的描述之后，用听诊器听了她的心和肺，之后结合嘉嘉的精神状态和查体情况，给出了"急性上呼吸道感染（也就是感冒），并没有并发症"的诊断，嘱咐我们继续回家护理。

　　这下嘉嘉姥姥、嘉嘉爸爸的心就都放下了，因为他们知道，有了诊断之后，针对诊断科学地用药和护理疾病就是我的专业范畴了。随后几天，在我们的护理下，嘉嘉很快恢复了健康。

　　我相信，上述在我家存在的儿童感冒认识误区，在中国很多家庭中也存在。宝宝感冒，绝大多数家长的第一反应就是送宝宝去医院或者给宝宝乱吃消炎的、止咳的感冒药，将宝宝康复的希望完全寄托在医生或者药物身上，而忽视了身体自身在宝宝康复过程中的重要作用。家长们应该清楚，如何治疗宝宝疾病的最终决定权在你们手上。是你们在宝宝表现出不舒服时做出是否需要去看医生的决定，也是你们在医生做出诊断、开药方提出治疗意见时，最终决定是否接受这样的治疗意见。准确地说，你们对疾病的理解能力、决策能力和护理能力会对宝宝的康复产生非常重要的影响。

4 岁以下儿童，国外不推荐使用复方感冒药

如果上文你读得仔细，我想你会注意到，在对嘉嘉感冒的护理过程中，我既没给她喂抗生素，也没给她喂抗病毒药，更没给她使用止咳的感冒药，只是针对她高烧的症状使用了几次退烧药。你可能会有满肚子的疑问，电视广告里每天有那么多的小儿感冒药推荐，为什么不用呢？用了不就好得快点吗？

宝宝生病了带去医院请医生明确诊断是非常必要的。但如果医生的诊断是"急性上呼吸道感染"（也就是我们常说的病毒性感冒），并告诉你目前没有特效药，没给宝宝开药就让你回家，你会不会觉得这个医生是庸医？很多人会有这样的错误认识，于是马上换家医院再找个"好"医生，开一堆杂七杂八的感冒药，不乏广告里每天推荐的好娃娃、护彤、优卡丹、惠菲宁、艾畅等儿童感冒药。这一类感冒药真的能让感冒好得快吗？

我在这本书里一再强调了，感冒属于病毒性感染，属于可以自愈的疾病，吃不吃感冒药都不会缩短感冒的病程，而且感冒药不是针对病因进行治疗的药物，所有感冒药都只是用于缓解感冒伴随的发烧、流鼻涕等症状。有了这个基本概念，再来分析一下上面提到的感冒药。从药品组成上看，这类感冒药都属于复方制剂，即一个药品里含有多种有效成分，比如护彤，也叫"小儿氨酚黄那敏"，它的药品说明书里有效成分这一项中标明它不仅含退烧止痛成分对乙酰氨基酚，还含马来酸氯苯那敏等成

分。再比如氨酚甲麻、氨酚烷胺、氨金黄敏、美敏伪麻、酚麻美敏等药品，里面的有效成分都不止一种，因此这些都是复方感冒药，也正是欧美等发达国家目前不推荐给 4 岁以下儿童使用的药品。目前更有呼声建议把不推荐的年龄扩大到 6 岁。

事实上，在过去，欧美等国也曾经广泛使用过这一类复方感冒药，但大规模临床证据表明这类药不仅没多大作用，反倒容易带来更大风险。因为当时复方感冒药用于儿童的临床数据很少，所以没有适合儿童的标准剂量，通常是根据成人剂量推算的儿童剂量，没办法保证儿童用药安全。另外，不同的复方感冒药虽然有不同的药名，却可能含有相同的有效成分，比如"好娃娃"和"优卡丹"，药名不同，但含的有效成分都有对乙酰氨基酚和金刚烷胺，如果家长没有注意到这一点，将"好娃娃"和"优卡丹"同时给宝宝吃，就容易造成重复用药，相同有效成分过量。

美国曾经有多名儿童由于过量服用复方感冒药死亡的报道，因此 2007 年美国食品药物管理局下令撤回市场上所有用于两岁以下儿童的复方感冒药，也就是说禁止两岁以下儿童服用复方感冒药。同时修改了用于其他年龄段儿童的感冒药说明书，在药品说明书上明确规定不推荐给 4 岁以下的儿童使用复方感冒药。现在，美国药店里出售的儿童复方感冒药的说明书上都标注了限制使用的年龄段：两岁以下禁用，4 岁以下不推荐使用，4 ～ 6 岁之间的儿童可以在医生指导下使用，只有 6 岁以上的儿童才可以根据自己的需求自主使用。

但由于中国还没有对复方感冒药进行年龄上的限制，因此中国仍然在各个年龄段广泛使用这类儿童复方感冒药。如果中国的家长一定要给宝宝吃这类药的话，务必对症选择正规药厂生产的儿童剂型药品，而且要注意含同类有效成分的药品也不能重复服用（参见第 243 页附录 2《常见感冒药所含有效成分分析》)。比如复方感冒药里通常含抗过敏成分，用于缓解流鼻涕症状，这类成分在一些感冒药里用的是氯苯那敏(俗称"扑尔敏")，但在另一些药里用的却是苯海拉明。氯苯那敏和苯海拉明看上去是不同的药，但却属于同一类别的药，也不能同时吃。还有，这两种成分都不能再同时与其他抗过敏药一起吃，其他的抗过敏药包括赛庚啶、氯雷他定、地氯雷他定、西替利嗪、左西替利嗪、非索非那定、氯马斯汀等。

可能有家长会因此认为西药副作用大，中成药天然，没有副作用，所以选感冒药时，倾向于去选中成药。其实这样的做法也并不完全正确。中成药也会有副作用，只不过多数没有在药品说明书里标注而已。另外，有一些药，尽管声称自己是中药，拿到的药品上市许可证是中药的批准文号，但它配方里却可能含有西药的成分，对这类药尤其要当心。例如999 感冒灵颗粒和维 C 银翘片，它们的有效成分里面除了中药成分外，还同时含有西药的成分对乙酰氨基酚和马来酸氯苯那敏，如果同时服用含这两种成分的其他感冒药的话，容易过量中毒。

其实，在 2012 年 5 月，国家食品药品监督管理总局也下发了通知，要求所有含有金刚烷胺的复方感冒药禁止用于 1 岁以下的婴儿，理由是这些药在这一人群中的安全性和有效性还不确定。从这一举动可以看出，中国也在逐步规范儿童复方感冒药的使用，说明我们国家也在朝着这个方向慢慢走。

缓解感冒症状，关键靠护理

人常说"三分治疗，七分护理"，这句话用在护理感冒上再恰当不过了。感冒是自愈性的疾病，它从开始到结束有一个病程。开始表现出来的症状主要是鼻塞、流鼻涕，或者嗓子沙哑，这是感冒病毒对鼻、咽的局部产生了影响。病毒进入到身体之后，会引起身体的免疫系统发生反应，免疫系统起作用的过程中，身体的体温调节中枢会上调体温，从而导致发烧，并且这种状况常会持续 3 ~ 5 天。烧退后会伴随咳嗽，咳嗽可能会持续两周左右。

上文说了现在没有特效的感冒药，也不推荐给宝宝使用复方感冒药。那怎么办？科学的治疗手段就是用温和的方式进行护理，缓解宝宝的感冒症状，不得已时才会选择使用控制症状的药物，而且尽量对症选择单方药物，即药品说明书里有效成分项下只有一种有效成分的药品。

下面分别说说如何用温和的手段缓解宝宝鼻塞、流鼻涕、咳嗽、发烧等症状。

鼻塞、流鼻涕了，滴点生理性盐水吧

感冒伴随鼻塞的症状很常见，宝宝鼻子堵了会特别难受，尤其是在晚上，鼻塞经常会把宝宝憋醒。我们用什么方法缓解鼻塞呢？比较温和的方式是把生理盐水滴到宝宝鼻孔里，用来帮助宝宝保持鼻孔滋润和清洁鼻腔，帮他们通气。这里说的生理盐水指的是医院输液时使用的灭菌生理性氯化钠，用灭菌的小滴管吸出来，滴一滴到宝宝的鼻孔，也可以把生理盐水滴到灭菌棉棒上，然后小心地塞进宝宝的鼻孔，刺激他的鼻子，让他打喷嚏，这样就可以把堵鼻子的东西打出来，鼻塞就可以得到缓解了。如果你嫌去医院里开生理盐水麻烦的话，可以去药店买生理性海水鼻腔喷雾剂，这个价格稍微贵些，但使用方便。

如果宝宝流鼻涕很严重的话，为了不让他擦鼻涕那么辛苦，对于 6 个月以上的宝宝，可以在医生的指导下给他使用含单一抗过敏成分的药物，比如氯雷他定糖浆或者西替利嗪滴剂。这类抗过敏药有抑制身体分泌组

胺的作用，组胺被抑制住了，流鼻涕的症状也就止住了。但这类药会同时引起宝宝犯困、口干、眼干、皮肤发干等副作用，不是很严重的流鼻涕、打喷嚏的话，不要随意使用。另外，多喝水也有助于稀释鼻涕，使它易于排出。

咳嗽了，强行止咳会致病

咳嗽通常是感冒的主要症状，也是最后一个消失的症状，最新的临床研究表明，感冒后的咳嗽甚至可以持续18天之久。感冒后宝宝咳嗽，很多家长的第一反应是给他们喂止咳药。真的有必要立刻用药物把咳嗽止住吗？

其实，咳嗽本身不是一种疾病，它是多种呼吸道疾病都会表现出的一种症状，是我们人体自我保护的一种方式，通过咳嗽产生呼气性冲击动作，把呼吸道内的痰等分泌物排出体外，是一个有益的动作。幼儿咳嗽大多数时候是有痰咳嗽，如果强行服用止咳药，会导致痰液滞留体内，反倒容易引起肺炎等更严重的呼吸道感染性疾病。如果宝宝感冒后的咳嗽不影响饮食、睡眠，以及其他日常活动，就没必要给他用药。

如果咳嗽影响到了日常的活动，可以对症选用单一成分化痰的药，小一点的宝宝可以用氨溴索糖浆，或者是乙酰半胱氨酸颗粒等；大一点的宝宝，还可以选择桃金娘油胶囊等。同时用空掌拍背帮助宝宝排痰。咳嗽厉害影响睡眠时，可以在医生指导下进行雾化治疗，雾化的药物可以只是单纯的生理盐水，用它来保持呼吸道湿润，减少刺激引发的咳嗽，或者根据症状在雾化机里添加化痰的药物成分氨溴索溶液，或者支气管扩张的药物成分沙丁胺醇溶液，必要时也可能用到消炎的激素成分如普米克令舒。需要说明的是，雾化的这几种药物都是处方药，需要在医生指导下用。

咳嗽跟呼吸的空气有很大关系。如果空气太脏，或者是太干燥，宝宝就咳得厉害。所以，在家里护理宝宝时，若天气好，应多开门窗通气，使屋里的空气保持清新；若天气不好，可以使用空气净化器来改善室内的空气；若空气干燥，要用加湿器增加室内湿度，使用加湿器使室内湿度保持在 40% ～ 50%，湿度太大也不行，容易使房间滋生霉菌。也可以选择让宝宝吸入水蒸气的方式缓解咳嗽。睡前在浴室内放会儿热水，待蒸气充满浴室，把宝宝抱进去尽可能多待一些时间，让呼吸道通过多吸入一些水蒸汽获得充分的滋润，这个方法也有助于缓解鼻塞和咳嗽。还可以用妈妈们蒸脸的蒸汽机让宝宝的呼吸道滋润，但蒸汽机里不能使用自来水或矿泉水，要使用蒸馏水。另外，给宝宝多喂水，将宝宝床头垫高到30 度左右也有助于缓解咳嗽。

如果宝宝感冒后咳嗽时间过长，咳嗽加深、加重，或者发展为成串剧烈咳嗽，呼吸明显增快，以致呼吸困难，有"喘憋"现象，以至于脸被憋得通红或者口鼻周青紫等，应及时带他去医院看医生，由医生根据他的病情来诊断是否继发了细菌感染并发症，是否需要使用抗生素。

发烧 38.5℃以下，首选物理降温

感冒还有个重要症状是发烧。宝宝发烧，很多家长第一反应就是赶紧吃药，其实这是错误的。

在儿科，经常出现医生、护士被打事件。在这些暴力事件中，很大一部分都是因为宝宝的烧没有被及时退下来，家长着急，将宝宝没退烧归咎于医生无能，才跟医生、护士起冲突的。家长紧张宝宝，担心发烧烧坏宝宝，这是可以理解的，但是要求医生一味地给宝宝退烧，真的好吗？别忘了，有些医生为了避免与家长起冲突，可能会滥用地塞米松针剂或者含氨基比林的退热针强行给宝宝退烧，给宝宝的健康带来新的伤害。

这里再强调一次，发烧是人体的自我保护机制之一，是人体在调动免疫系统来对抗感染的过程中表现出来的一种症状。体温的高低与疾病的严重程度不成正比，个人的体质不同，体温调节的敏感度也会不同。有的人轻微感冒就能发烧烧很高，有的人即使身上有严重感染也不见得有很高的体温。绝大多数情况下，发烧是由于感冒、耳部感染或者支气管感染等引起的。这里说的"感染"可能是病毒感染，也可能是细菌等其他病原体感染。

使用退烧药只是缓解发烧的症状，不能清除引起发烧的感染，这也就是我们常说的"治标不治本"，即退烧并不意味着是疾病好转。比如，普通病毒性感冒引起的发烧，吃退烧药就能退烧，但几小时后体温可能会再次升高，这是正常现象，反复高热 3 ~ 5 天很常见。退烧药并不能杀死引起感冒的病毒。引起感冒的病毒在人体内有自己的生命周期，一般5 ~ 7 天。身体会自主将病毒清除，不需要药物去治疗。事实上，也没有特效的抗病毒药物。如果宝宝身体出现了细菌等病原体引起的感染，则需要在医生指导下合理选择抗生素等药物进行"治本"治疗。若只是用退烧药给宝宝退烧，就只能缓解他发烧的症状，而不能将他的病治好。

通常情况下，腋下温度超过 37.2℃，耳温超过 37.8℃，口腔温度超过 37.5℃，肛门温度超过 38℃定义为发烧。腋温 37.3℃ ~ 38℃为低热，38℃ ~ 39℃属于中度发热，39℃ ~ 40℃属于高热，40℃以上为超高热。绝大多数发烧是不需要打针退烧的，即便是高热和超高热也是如此。对于绝大多数 3 个月以上的宝宝而言，发烧本身并不危险，也不会烧坏脑袋。因此，只要他们腋下温度在 38.5℃以下，表现出来的精神状态好，玩耍等活动不受影响的话，就没有必要使用药物退烧，可以先为宝宝物理降温试试。

物理降温的方法有两种：一种是洗温水澡，通过洗澡的方式达到全身散热的目的。给宝宝洗澡时，建议使用的水温是 35℃～ 37℃。还要注意调整好浴室和其他房间的温度，不要使二者相差太多。如果其他房间的温度低于浴室温度很多，给宝宝洗完澡后，要给他擦干再抱出浴室。另一种方法是用温湿的毛巾给宝宝擦身体。毛巾的温度最好控制在 37℃ 左右。用温湿毛巾擦拭宝宝的额头、颈部、腋下和四肢等。毛巾擦身体降温的原理是让宝宝的皮肤血管扩张，让他体内产生的热量及时散发出去，而且用温湿毛巾擦拭身体时，沾在身上的水蒸发，也会带走一部分热量。

另外，宝宝发烧的时候要记得多给宝宝喂水，水分排泄的过程可以加速宝宝体内热量的排出。但是一定要少量多次地喂，不要一次喂太多，否则会增加肾脏的负担。家有宝宝的人可能都会有同感，给宝宝喂白开水太难了。每个家庭的生活习惯不一样，有些宝宝过早地接触到了糖、蜂蜜这类东西，就不愿意喝白开水，因为人在接触了有味道的东西后，会本能地倾向于尝到滋味。为了让宝宝养成喝白开水的习惯，要尽量避免让他们过早地接触糖水和果汁。宝宝发烧时，会浑身无力，情绪也不好，胃口也不好，就更不想喝水了。这时，家长就要想办法。对非常小的宝宝，家长可以使用药用滴管，像喂药一样去喂水，把滴管插到宝宝嘴里，往里面挤水，少量多次地喂，虽然家长辛苦点，但能保证把水及时喂给宝宝喝。鼓励大一点的宝宝多喝水，可以和他们一边玩游戏一边喝水，可以跟他玩干杯的游戏，或者跟他玩谁喝得多谁赢的游戏。宝宝在趣味游戏中是很容易接受你的建议的。我们要做智慧的家长，想一些办法来帮助宝宝不那么抗拒地把水喝下去，把体温降下来。

安全经典的退烧药：对乙酰氨基酚和布洛芬

如果物理降温没有效果，对于腋下温度超过 38.5℃的宝宝，还是要使用退烧药。使用退烧药的目的主要有两点：其一是缓解发烧给宝宝带来的不适，以便宝宝能正常饮食和睡觉，为对抗疾病补充足够的能量和保持体力；其二是预防宝宝可能因为高烧引起的高热惊厥。提示一点：有过一两次高热惊厥通常不会对宝宝大脑发育造成影响，家长们不必过于担心。但反复高热惊厥对宝宝大脑多少会造成一些损伤，一部分会转变为复杂型高热惊厥或者癫痫，应该尽量避免。因此有过高热惊厥史的宝宝在体温达到 38℃时就可以考虑药物降温。另外，降温是为了避免引发高热惊厥，因此使用退烧药降温的目的不是要把体温降到平时的正常温度，而是降低到 38.5℃以下就可以了。

世界各国广泛使用的、经世界卫生组织推荐的、老少皆宜、经济实惠、使用安全性高的退烧药是两种经典口服药：对乙酰氨基酚和布洛芬。

对乙酰氨基酚是首选，适用于 3 个月以上的儿童和成人

这个药名比较拗口，大家可能会不太熟悉，但说起扑热息痛、必理通或者泰诺林这样的药名大家应该就不陌生了，它们是同一种药的不同名字，好比一个人身份证上的名字与这个人的各种绰号的关系一样。它们都是含单一有效成分"对乙酰氨基酚"的退烧药。

儿童服用对乙酰氨基酚的日常每次最大剂量为每千克体重 15 毫克，每 4 小时一次，一天最多 4 次。举例来说，如果宝宝体重 10 千克，则每次能给的最大剂量是 150 毫克，如果你手里的对乙酰氨基酚的浓度是每毫升含 100 毫克的滴剂，那 150 毫克药量折算成喂药的体积便是 1.5 毫升，也就是说，一个 10 千克重的宝宝每次最大剂量可以服用 1.5 毫升，

低于这个剂量的用量都是安全的，但不能超过。对乙酰氨基酚成人常规推荐剂量为每次 500 毫克或 650 毫克，每 4 ～ 6 小时一次，一天最多 4 次，单次最大剂量 1000 毫克，一天最大剂量 4000 毫克。对乙酰氨基酚孕期和哺乳期的女性都可以使用，不会伤害胎儿，也不会影响到哺乳中的宝宝。

对乙酰氨基酚合理剂量下使用安全性高，但超过最大剂量服用会造成肝损伤。常用的复方感冒药中，往往含有"对乙酰氨基酚"这个成分，如儿童用的氨酚烷胺颗粒、氨酚黄那敏颗粒、氨酚麻美糖浆、酚麻美敏混悬液，以及成人用的日夜百服咛、白加黑感冒片等。如果服用单一成分的对乙酰氨基酚退烧的同时，也在服用上述复方感冒药，就很容易因为重复用药导致对乙酰氨基酚过量，因此服药前要仔细核对药物成分，避免含相同有效成分药品叠加服用（详见第 243 页附录 2《常见感冒药所含有效成分分析》）。

对乙酰氨基酚除了有液体剂型外，还有另外一种剂型：通过肛门给药的剂型，即栓剂。在国外，肛门给药实际上很普遍，不过由于我们国家文化的原因，绝大多数中国人对这种用药方式接受起来还比较困难。但对于有些情况，比如给宝宝喂药时，宝宝会呕吐，或者宝宝夜里发高烧，不想把宝宝叫醒，这些时候用肛门栓就会方便很多。

栓剂的吸收不经过肝脏，也不刺激胃肠道，比口服的方式起效要快，因为药物直接就从肠道黏膜进入血液了。但是，从吸收率角度来讲，口服吸收率高，栓剂通过黏膜对药物进行吸收，吸收率就低一点。所以，一般口服的最大剂量是每千克体重每次 15 毫克，用栓剂的时候，用的剂量就要相应大一点，每千克体重每次最大剂量可以用到 20 毫克。

我在药房里给病人发栓剂的时候，曾经有患者不好意思地问我："用了药栓什么时候把它拿出来？"这虽然是个好笑的问题，但从另一个角度也说明了很多中国人对这一剂型的陌生，病人觉得有个东西放进肛门里，就应该过一段时间再把它取出来。实际上，栓剂放进去后，就不用管它了，因为它自己会溶化，释放出药物发挥作用，剩下辅料直接被身体吸收了。顺便透露个小秘密，栓剂最初的生产灵感可是来源于巧克力，大家都知道可可豆脂是巧克力的组成部分，它在体温下能迅速溶化，对黏膜的刺激性很小，可塑性也好，因此也是一种优良的药用辅料，常常拿它来制作栓剂。

因为中国人比较难以接受这个方式给药，所以栓剂在中国用得不多，有一些家长以为中国没有退热栓剂，所以会到网上海淘。海外的卖家会说，这个退热栓更好，你淘这个，有的家长就淘回来了。其实这样做是有风险的，因为海淘回来的药，说明书是用当地的语言写的，很容易误用。我认识一位妈妈，她在网上淘了一盒对乙酰氨基酚栓，买来后放在家里的药箱里。有一次她不在家，家里的老人刚好发现宝宝有点便秘了，就给宝宝用了。因为老人看不懂说明书，在惯性思维下，以为栓剂就是通便的，结果用错药了。所以再次提醒家长们，对乙酰氨基酚的栓剂国内其实是有的，可以在药店买得到，不必海淘。

布洛芬适用于 6 个月以上的儿童和成人

蚕豆病即遗传性葡萄糖 -6- 磷酸脱氢酶（G6PD）缺乏症患者退烧时，应避免使用对乙酰氨基酚，但是可以使用布洛芬。使用对乙酰氨基酚退烧无效的患者，也可以考虑使用布洛芬退烧。人们熟知的以布洛芬为单一有效成分的药包括美林、芬必得等。

儿童服用布洛芬的日常最大用量为每次每千克体重 10 毫克，每 6 小时一次，一天最多 4 次。成人常规用量为每次 200 ~ 400 毫克，每 6 ~ 8 小时一次，一天最多 4 次，一天最大剂量 2400 毫克。不超过最大剂量使用都是安全的。

布洛芬退烧作用比较强，退烧过程中会导致人体大量出汗，因此布洛芬退烧不适用于有脱水症状的患者。同时，布洛芬通过肾脏排泄，肾脏功能不好的患者也要谨慎使用。布洛芬不良反应还包括可能会诱发哮喘，有哮喘的宝宝应慎用。这种药按照推荐剂量使用安全，但过量容易造成肾损伤。

持续高烧不退，可以考虑对乙酰氨基酚和布洛芬交替使用

对乙酰氨基酚最小给药时间间隔是 4 小时，当对乙酰氨基酚用了最大剂量后两小时烧还没退下来，这时只能交替使用布洛芬，因为这两种药交替使用的最小时间间隔是两小时。交替使用时，两药各自每天最多使用的次数不变。

需要注意的是，当一天只需服用两三次退烧药就能退烧时，我建议选择单一退烧药，因为每增加一种药品，就会使得吃错药的风险增加一倍。因此用一种退烧药就能控制发烧时，不要交替使用两种。另外，吃药退烧时要多喝水，加快排泄进程有利于带走体内热量。同时，吃药降温的同时也需要配合物理降温，像洗温水澡或温湿毛巾擦拭全身，但不要使用酒精擦拭，尤其是儿童，酒精容易透过儿童稚嫩的皮肤导致其酒精中毒。

应对反复感冒，一分预防胜过十分治疗

生活中常会看到这样的宝宝，动不动就感冒发烧，上一次咳嗽刚好没两天又流起了鼻涕，鼻涕不流了又咳个没完。每一次幼儿园里有小朋友感冒，他似乎都躲不过，常常三天两头上医院看病。到医院就有可能

被输液，宝宝饱受折磨，大人身心俱疲。这样的宝宝属于反复呼吸道感染类型。对于儿童反复呼吸道感染，医学上有明确的定义："7 岁以下的儿童一年感冒超过 7 次，7 岁以上的儿童一年感冒超过 6 次，都可以算作反复呼吸道感染。"感染的部位如果在上呼吸道，就会表现出感冒症状。

宝宝反复感冒除了与宝宝先天的体质有关外，还与家长日常护理宝宝的误区有关。古人讲"上医治未病"，翻译成咱老百姓的话说就是"防病胜于治病"。这句话出自一个典故。魏文王问扁鹊："你们家兄弟三人，都精于医术，到底哪一位最好呢？"扁鹊答："长兄最好，中兄次之，我最差。"文王再问："为什么呢？"扁鹊答："长兄治病，是治病于病情发作之前；中兄治病，是治病于病情初起时。而我是治病于病情严重之时。一般人都看到我在经脉上穿刺、用针放血、在皮肤上敷毒药以毒攻毒等大手术，所以以为我的医术高明，却不知长兄的防患于未然更重要。"如果家长们在对宝宝的日常护理中做到下面几点，也能像扁鹊的长兄一样，成为宝宝最好的医生。

要得小儿安，三分饥和寒

有些家长总是给宝宝多穿，将宝宝捂得严严实实的，所以宝宝身上总汗津津的。出汗时，毛孔扩张，就很容易受到冷空气侵袭而感冒。所以，不要给宝宝穿很多，过分保护宝宝。

俗话说"要得小儿安，三分饥和寒"。如果家长平时能经常坚持让宝宝进行耐寒锻炼，使宝宝体内慢慢产生抗寒能力，他感冒发生的概率也会慢慢减少。所谓耐寒锻炼，是指利用气温与体表温度间的差异作为刺激因子来锻炼身体，提高人体对气温变化的适应力，增强抵抗力。

耐寒锻炼的方法很多，有冷水浴，用冷水洗手、洗脸、洗脚，冬季户外活动，等等。所有这些方法，都以宝宝不出现皮肤苍白或起鸡皮疙瘩等状况为度。研究发现，衣着过多的儿童经常患感冒咳嗽，而衣着单薄的儿童却很少患病，原因就在于他们已经获得对冷热空气变化的适应能力。所以，平时让儿童"常带三分寒"是有益于增强抗病能力的。

另外，有的家长喜欢用西洋参等补品给宝宝补身体。这样其实不好，给宝宝胡乱吃营养品，不仅不会提高他身体的抵抗力，反而会加重他的脾胃负担，引起积食而诱发感冒。上文提到的俗语"要得小儿安，三分饥和寒"，不仅是告诫家长不要给宝宝穿得过暖，也告诫家长不要给宝宝吃得过饱。对于小一点儿的宝宝，家长在添加辅食时，也应遵循由少到多、由稀到稠、由细到粗、由一种到多种的原则。现在家长唯恐宝宝吃不饱，只要宝宝喜欢吃什么，就一味地让他多吃。更有些家长，在宝宝不愿再吃的时候，仍强迫宝宝进食。多吃反倒容易出现肠功能紊乱而导致便秘或者积食感冒。因此，儿童日常进食量只要能满足代谢需要，"常带三分饥"还是有好处的。

不要随意为宝宝使用"丙种球蛋白"和抗生素

曾经有个记者就预防感冒的话题采访我，采访期间她和我分享自己的亲身经历，说她小的时候，爷爷经常在冬春感冒高发的季节，带她去医院注射"丙种球蛋白"，她问我这种预防措施靠谱吗。

回答这个问题之前我先介绍一下什么是丙种球蛋白。它是一种由健康人血浆分离提取并经过病毒灭活处理的免疫球蛋白制品，属于血液来源的生物制品。生物制品是很容易导致严重过敏反应的一类药品。另外，一旦制造这种药品的血浆受到污染，注射后感染传染病如乙肝、丙肝等的概率极大，而且临床中也不断发现由于注射受污染的血液制品而感染的病例，所以，现代传染病学认为丙种球蛋白不能大量、广泛地在临床上应用于免疫预防，更不能用于感冒这类小病的预防。临床上对它的使用非常严格，仅用于某些严重疾病的治疗，例如免疫缺陷病、大面积烧伤、严重创伤感染以及败血症等。

给身体健康的宝宝应用任何诸如"丙种球蛋白"之类的免疫增强药物都会扰乱宝宝正常的免疫功能发育，不但不能防病，反而会抑制宝宝自身的免疫功能或者引发宝宝出现新的免疫紊乱性疾病，因此不要轻易给有正常免疫功能的宝宝服用免疫增强剂这类生物制品。

还有很多家长在认识上有一个误区：将抗生素看成灵丹妙药，随便给宝宝使用，甚至还认为抗生素可以增强宝宝的免疫力。前文说过了，宝宝的感冒发烧大部分是病毒性的，不需要用抗生素，只要注意休息，多喝水，一般一星期左右就能治愈。只有确诊感冒后并发了细菌感染时，才需要在医生的指导下给宝宝使用抗生素。而且提前用抗生素并不能预防细菌感染的出现，身体没有坏细菌感染时，乱用抗生素反倒会杀死身体里的好细菌，引起腹泻，从而延误身体的恢复。

这样做，感冒病毒会成为纸老虎

普通感冒没有办法用注射疫苗的办法预防，因为引起普通感冒的病毒太多了，没有办法确定哪一种病毒，就没有办法通过疫苗进行预防，而且通常引起普通感冒的病毒的毒性并不强，不至于造成严重并发症。但是，流行性感冒是可以通过注射流感疫苗来预防的。需要注意的是每年流感疫苗的病毒株不一样，所以预防流感每年都要注射新的流感疫苗。接种时间是每年的 9 ～ 12 月份（有些医院可延续到到第二年的春天）。

普通感冒也是会传的疾病，可以通过咳嗽咳出去或喷嚏打出去的飞沫传播，也可以通过直接接触感冒患者或者他们接触过的物品感染上，所以在感冒流行季节，家长要少带宝宝去公共场所，以免交叉感染；家长不仅要给宝宝勤洗手、给宝宝的衣物勤消毒，还要注意自身个人卫生，从外面下班回到家里，要先换掉外面的衣服，漱漱口，清洁一下鼻腔，洗净手，然后再抱宝宝。不仅要让自己的宝宝通过各种办法远离感冒病毒，还要尽量避免自己或宝宝成为感冒病菌的传染源。也就是说，如果自己感冒了或者宝宝感冒了，要给自己或宝宝戴上口罩，以避免感冒病毒传播。

　　这个方面日本人做得非常好，我接触的日本病人，他们如果感冒了，都会戴着口罩来药房取药。还有，在国外的幼儿园，老师常会教小朋友们正确打喷嚏的方式，是拿胳膊肘挡住口鼻，而不是用手挡着。因为病毒很容易通过手传播，而胳膊肘和手比起来，接触人的机会要少很多，传播疾病的概率也就低得多。

　　另外，如果宝宝感冒了，就不要让他上幼儿园了。这在现实中实施起来似乎比较难，很多家长上班不好请假，没时间照顾生病的宝宝，盼着宝宝烧一退就马上送回幼儿园去。其实，烧退后的宝宝仍需要一周左右的时间才能完全恢复健康。宝宝感冒的时候，体质比较弱，自我防御病菌的能力比较低，如果幼儿园里刚好有别的宝宝也感冒了，他们感染的可能不是同样的病毒，要是这时候让宝宝去幼儿园，就可能在宝宝体质弱的时候又感染上新的病毒，使得感冒反复。所以，宝宝感冒了最好让他在家休息，别急着送幼儿园，等休息好了，恢复正常了，再去幼儿园也不迟。

治疗幼儿急疹和川崎病，退烧消炎药最常用

幼儿急疹难预判，护理发烧是关键

幼儿急疹是一种小儿常见病，绝大多数的宝宝，在 1 岁之前，第一次发烧都是因为这种病。实际上这也是一种病毒感染。之所以把幼儿急疹放在发烧之后谈，是因为它通常表现的症状就是高烧。这种病即使你带着宝宝去医院，很多时候医生也不能明确给出诊断，只能作病后诊断。等宝宝热退疹出，就是烧了 3 ~ 4 天，疹子出来了，医生根据这些表现，才能够判定宝宝患的是幼儿急疹。

这种病对身体伤害没有那么大，如果在高烧时用退烧药退烧以后宝宝精神状态挺好，就不用太着急。疹子出来以后宝宝就没有什么症状了，疹子通常也不疼不痒的，也就不用对疹子进行特殊治疗了。

我有一个病人的宝宝，5 个多月的时候患了幼儿急疹。一开始她误以为宝宝发烧一定不要给他吃退烧药，就坚持给宝宝物理降温，即使物理降温退不了烧也硬扛着不给宝宝吃药。当宝宝烧到了 39.8℃，家人心理防线完全崩溃了，才想起家里备着美林。宝宝倒还好，还没有出现惊厥抽搐，家里人就按照估计的剂量把美林喂给了宝宝。结果宝宝吃完两个小时后，体温迅速降到了 35.2℃，身上变得冰凉。宝宝妈妈当时吓坏了，马上查询我的微博，这时她才知道，6 个月以上的宝宝才能吃美林！还有，即使宝宝的年龄达到吃美林的年龄，也应该按照宝宝的体重给剂量，而不是估算剂量。

另外一点，对于退烧药的使用，我一直强调，首选的退烧药应该是

对乙酰氨基酚，也就是家长们熟知的泰诺林，只有吃了泰诺林烧退不下来，才会考虑到要用美林，也就是布洛芬。因为在布洛芬的说明书中，按作用排序应该是消炎、镇痛、解热，布洛芬的首要药理作用不是退烧，而是消炎，解热的作用是排在最后的。

发病 12 天内是治愈川崎病的黄金时间

如果你对布洛芬这个名字不熟悉的话，你一定听说过它的老大哥阿司匹林，阿司匹林和布洛芬属于同一个消炎镇痛药家族，是这一家族中的长子。

日常生活中，阿司匹林是人人皆知、家庭常备的药品，许多人甚至总结出了"头痛发烧，阿司匹林一包"的生活经验。然而，研究发现，如果给患有病毒感染的儿童服用此药，容易引发雷耶综合征——一种由阿司匹林引起的以神经精神症状为主的疾病，病人表现出过度疲劳、异常兴奋、频繁呕吐、体温高和肝功能异常等症状，死亡率可达 30%。因此，所有阿司匹林的药品说明书里都会有这样一句话："16 岁以下的儿童和青少年不宜服用本品，除非有明确的适应证，如川崎病。"

目前川崎病（Kawasaki disease）发病率越来越高，在这里有必要普及一下这个病，给家长们提供一些必要的知识储备。川崎病又称黏膜淋巴结综合征，是一种常常发生在 5 岁以下婴幼儿身上的急性、发烧性、出疹性疾病，症状表现为持续性发烧、皮疹、口唇红、手掌及足底脱皮和淋巴结肿大等，病因目前还没研究清楚。由于此病是由日本医生川崎富作首次报道出来的，因此被称为川崎病。此病首发症状是发烧，身上同时伴发有疹子，所以常常会被误诊为感冒、麻疹或猩红热。判断是否患上了川崎病，主要看有没有以下 6 个方面的表现：

第一，持续发烧 5 天以上，发烧大多在 38℃～40℃。

感冒通常发烧 3～5 天会自动退烧，超过 5 天的高烧一定要去医院明确诊断。另外，与感冒相比，川崎病患儿发病初期常常食欲不振，精神不好，多数在发病之初就比较严重；而感冒的患儿发病初期常常吃、喝、玩不误，精神状态还好。

第二，双侧白眼球、结膜充血，但没有眼部分泌物。

第三，口腔和咽部黏膜充血，嘴唇发红并干裂，并呈现草莓样舌。

第四，颈部淋巴结肿大。这一症状是所有主要症状当中出现频率最低的一个，两岁以下患儿出现的比例可以低到 50%，很多两岁以下患儿不出现颈部淋巴结肿大。

第五，躯干部形成多形性红斑，但没有水疱或结痂。红斑或者是渐渐消退，或者是形成更大的斑，像地图一样。

第六，发病初期掌心和脚心出现红斑，手心和脚心红肿，如同冻疮一样硬肿。发病的第 10～15 天进入恢复期，开始出现手指和脚趾的膜状脱皮。

对川崎病的诊断比较简单，6 个症状中只要出现 5 个就可以确诊。如果 6 个症状中只出现 4 个，但通过超声心动检查或心血管造影检查证实了冠状动脉瘤（或动脉扩大），在排除其他疾病的基础上可以确诊为川崎病。

值得家长们欣慰的是，川崎病并不是疑难杂症，川崎病早期治疗效果非常好。在宝宝发病 12 天以内治疗都算早期，绝大多数可治愈，对它的治疗也已经有了比较成熟的方法，主要有两种治疗药物：

第一，阿司匹林。早期需要的剂量会比较大，主要是针对炎症，后期继续使用小剂量的阿司匹林，主要是防止血小板聚集、防止冠状动脉的血栓。这很好理解，从药理学分类上看，阿司匹林属于非甾体消炎药，有消炎的作用，另外，小剂量阿司匹林（75～100毫克）有抗血小板聚集作用，因此现在广泛作为抗血栓药使用。北京市卫生局曾发布新闻，指出北京市住院和死亡原因排在首位的是血栓性疾病，因此市卫生局将"推广阿司匹林预防血栓性疾病"工作纳入"阳光长城计划"，对社区医生开展专业培训指导，提高血栓性疾病患者阿司匹林的使用率，从而降低其再发率，改善患者生活质量。

第二，大剂量的丙种球蛋白。90%的患儿对丙种球蛋白都是敏感的，所以，使用大剂量的丙种球蛋白后，一般在48小时之内，持续的高热就可能退下了，也可以减少冠状动脉病变的发生率。患儿通常在一周左右就可以出院，但冠状动脉的病变有可能滞后，所以在治愈后的两个月内，要继续服用小剂量的阿司匹林，并定期进行心脏彩超或者心电图的复查。如果能早期诊断早期治疗，川崎病导致的心脏并发症并不多见，家长们不要被网络百科上的可怕并发症吓到，平时多储备疾病方面的科普知识，病到临头时早发现早治疗是关键。

顺便提一句，如果宝宝接受了丙种球蛋白的治疗，通常11个月内不建议接种活疫苗（比如麻疹以及水痘疫苗），因为这期间接种活疫苗有可能不产生抗体，也就是说有可能打了白打，疫苗起不到应有的保护作用。

治疗中耳炎可用抗生素

宝宝哭着抓耳朵，可能得中耳炎了

婴幼儿急性中耳炎是常见的感染性疾病，发病率在临床上仅次于感冒，也是感冒后最常见的并发症。来自美国的统计数据表明，美国儿科医生开出抗生素处方最多的疾病就是急性中耳炎。很多妈妈可能会有这样的疑惑，中耳藏在耳朵里头，病菌是怎么跑进去的呢？答案很简单：人的鼻咽部与耳部是通过咽鼓管相连的，婴幼儿的咽鼓管特别短，又比较宽而扁平，管口常呈开放状，而且正好与中耳相通，鼻咽部要是发生细菌或者病毒的感染，就容易通过咽鼓管感染到中耳，引起炎症反应。引起急性中耳炎的细菌常为肺炎链球菌、流感嗜血杆菌等，引起急性中耳炎的病毒常为流感病毒、呼吸道合胞病毒等。尽管病毒也可以导致中耳炎，但总的来说，急性中耳炎仍以细菌感染为主。

急性中耳炎患儿常常表现为耳朵疼痛，啼哭不止，并经常用手抓耳朵，伴发热、拒绝吃奶等症状。如果伴有鼓膜穿孔，还可能见到脓性黏液分泌物流出耳外，患儿听力减退。患了急性中耳炎，应该积极、彻底地治疗，只要及时治疗一般都能痊愈并且不留后遗症。

对于婴幼儿急性中耳炎的诊断和治疗，2013 年初美国儿科学会更新了《儿童急性中耳炎诊治指南》，为 6 个月~ 12 岁儿童的无并发症急性中耳炎提供诊断和治疗的推荐意见。这些推荐意见是基于循证医学的证据，提供了更严格的急性中耳炎诊断标准，旨在减少不必要的抗生素使用。主要的诊断推荐意见包括：

第一，当出现中度至重度的鼓膜膨胀或非急性外耳道炎引起的新发耳漏时，才应该被诊断为急性中耳炎。

第二，轻度鼓膜膨胀和时间短于 48 小时的耳朵疼痛，或剧烈的鼓膜膨胀时，可能为中耳炎。对于不能说话的孩子，抓耳朵、拽耳朵、蹭耳朵或揉耳朵可能表明耳朵疼痛。

治疗中耳炎的用药选择

治疗中耳炎要根据宝宝的年龄、病情等具体情况因病施治。主要的治疗推荐意见包括：

第一，双侧或单侧的急性中耳炎，并伴有严重的症状或体征（如中度或重度耳痛，或者耳痛时间在 48 小时以上，或者体温 39℃及以上）的患儿应该使用抗生素。

第二，对于 6 ~ 11 个月的患有双侧轻中度中耳炎的患儿，医生应该开抗生素进行治疗；对于 6 ~ 11 个月的患有单侧中重度急性中耳炎的患儿，医生可以开抗生素进行治疗，也可以在家长同意的基础上，暂时不用抗生素，但需要密切随诊。一旦患儿症状恶化或者 48 ~ 72 小时内症状没有改善，就要开始使用抗生素。

第三，细菌性急性中耳炎的治疗应该将阿莫西林作为首选抗生素，推荐的剂量是每千克体重每天 80 ~ 90 毫克，分两次服用。这个推荐剂量比中文药品说明书上给出的剂量大很多，因此不能单纯按说明书给药，按体重给药更科学。也可以首选阿莫西林－克拉维酸钾，这是个复方制剂，其中的阿莫西林为主要起效成分，其中的克拉维酸钾为 β－内酰胺酶抑制剂，用于和致病细菌产生的 β－内酰胺酶结合使其失去活性，以防止它破坏阿莫西林的效果，从而提高阿莫西林的疗效。

第四，对于反复发作的急性中耳炎，推荐鼓膜置管，而不是预防性使用抗生素。

第五，对于急性中耳炎的治疗，应该包括对疼痛症状的评估，如果有疼痛，应该使用消炎止痛药（如布洛芬）减少疼痛。

全方位预防中耳炎

预防婴幼儿急性中耳炎的措施包括：

预防感冒。正如上面对病因的叙述，感冒后咽部、鼻部的炎症向咽鼓管蔓延，咽鼓管咽口及管腔黏膜出现充血、肿胀，致病菌便乘虚侵入中耳，引起中耳炎，因此预防感冒就能减少中耳炎发病的机会。

采用正确的擤鼻涕方法。擤鼻涕方法不正确也可导致中耳炎。有的人擤鼻涕时往往用两手指捏住两侧鼻翼，用力将鼻涕擤出。这种擤鼻涕的方法不但不能完全擤出鼻涕而且可能引发疾病，如果两侧鼻孔都捏住用力擤，则压力迫使鼻涕向鼻后流出，到达咽鼓管后反流至中耳内，从而诱发中耳炎。因此应提倡正确的擤鼻方法：用手指按住一侧鼻孔，稍用力向外擤出对侧鼻孔的鼻涕，用同法再擤另一侧。如果鼻腔发堵鼻涕不易擤出时，可先用生理性盐水滴鼻或者生理性海水鼻腔喷雾剂喷鼻，待鼻腔通气后再擤。

游泳时应避免将水咽进嘴里，以免水通过鼻咽部而进入中耳引发中耳炎。

如果婴幼儿仰卧位吃奶，奶汁易经咽鼓管呛入中耳引发中耳炎。因此妈妈们给宝宝喂奶时应取坐位，把宝宝抱起呈斜位吸吮奶汁。

根据疫苗接种时间表为宝宝接种肺炎球菌结合疫苗和每年的流感疫苗，对预防中耳炎有一定的作用。

妈妈们应该积极进行纯母乳喂养，至少喂到宝宝 6 个月大，以此来提高宝宝的免疫力，预防中耳炎。

药物不是缓解便秘的第一选择

药物依赖比疾病更伤人

有一天，药房窗口来了一位买药的妈妈，她要给她两岁的宝宝买 30 支开塞露。我问她为什么要买这么多，她说女儿没有开塞露就不排便，需要每天使用一支开塞露，已经用了一个多月，打算继续用下去。现在小女孩每天晚上睡觉前会主动要求妈妈给自己用一支开塞露，否则就会烦躁不安，难以入睡。我问她是否带宝宝看过医生，是否排除了肠道自身结构发育上的异常。她说医生诊断的是"功能性的便秘"，排除了"器质性便秘"。

于是，我告诉她开塞露只用于临时缓解干硬结块的宿便（即肠道内长期淤积的陈旧大便），只做缓解症状用，不能消除造成便秘的原因。偶尔使用一两次没有问题，但不推荐每天一次地常规使用。经常用容易使宝宝在精神上和生理上对其产生依赖。她现在最需要做的事情是查找宝宝便秘的原因，根据病因有针对性地治疗。

如果宝宝只是排便间隔时间长，排出的大便不干、不硬，排便的过程也不费力、不痛苦，这类情况不算便秘。就像我们常说的"攒肚"现象：宝宝对母乳消化吸收得好，体内的食物残渣少，所以排便间隔会比较长，但是大便不干。这属于正常的生理现象，不需要人为干预。临床上，通常将宝宝排便次数减少，排便时费力、疼痛，同时伴随排出的粪便干、硬、粗、体积大这样的症状定义为便秘。

宝宝便秘通常是饮食不合理、没受到科学排便训练或者是某些心理因素造成的，所以要根治宝宝的便秘问题，要从导致宝宝便秘的原因入手。

吃对了，舒畅排便并不难

小于 4 个月的宝宝如果吃奶粉，比较容易出现便秘症状，究其原因可能是奶粉调配的浓度过浓，也可能是奶粉中蛋白质含量过高。要想消除这种原因造成的宝宝便秘，家长可以调整奶粉的配比水量，或者尝试更换奶粉的品牌。

宝宝大一点，就可以给他添加辅食了。这时候如果他出现便秘症状，主要考虑两方面的原因：

第一，对某些食物过敏。宝宝常常会因为对牛奶、鸡蛋、鱼虾、坚果、芒果等食物不耐受而出现便秘症状。要改善这种原因导致的宝宝便秘，家长可以暂停给宝宝添加辅食，或者将宝宝的辅食简单化，尽量不要让宝宝进食会引发过敏的辅食。

第二，给宝宝添加的辅食中，膳食纤维不够丰富。膳食纤维能够吸收肠道内的水分，软化大便，使之更容易排出。要改善因为这个原因导致的便秘，只要给宝宝添加丰富的膳食纤维就行了，像薯类（如红薯、土豆等）、瓜类（如南瓜）、蔬菜类（如竹笋、空心菜等）、菌类（如木耳、藻类（如海带），以及新鲜水果（如梨、李子、苹果等）都是富含膳食纤维的食物。

若宝宝因为挑食，不吃富含膳食纤维的食物而出现便秘症状，这时候家长就要想尽办法让宝宝养成健康合理的饮食习惯。我有一个邻居，她家有一个小男孩，两岁左右，不爱吃水果蔬菜。她想了很多办法哄他，都不成功。我听说后，便建议她将蔬菜弄细碎一点做到饭里面，比如，可以做菜包子、菜馅馄饨或者是菜粥之类的，让宝宝挑不出来。另外，我还提醒她，宝宝吃的主食不能太精细，不能老用精白面做，可以考虑用全麦的。

在国内，还有一种人为造成宝宝便秘的现象不容忽视：补钙过多造成的便秘。钙剂口服进入胃肠道，通常吸收率很低，大部分的钙会通过粪便形式排出体外。钙剂通过肠道时容易与肠道食物残渣中的草酸、脂肪等结合成质地较硬的不溶解物质，这样大便就变得干硬。发育正常的宝宝，每日从饮食中摄取的钙量就足够了，不需要额外补充，只需补充维生素 D，促进钙吸收就行。要改善由于补钙造成的便秘，方法很简单：停止补钙！

让排便训练成为一件趣事

1 岁以内的宝宝，每天要换很多次尿布，有的老人家觉得浪费或者麻烦，于是按传统的方法，给宝宝把屎把尿。在宝宝没有尿意或便意的情况下，让他努力排便。这样做可能会使他患上肛裂，而肛裂的疼痛又会使他惧怕排便，进而使他产生了便秘的症状。所以，过早给宝宝把屎把尿是造成宝宝便秘的原因之一，是一种错误方式。

为了避免宝宝出现便秘症状，最好等宝宝长到 18 个月大以后再对其进行科学的排便训练：为宝宝准备儿童马桶，或者在成人马桶上安装儿童坐便套，或在他脚下放上稳定的脚凳，以便宝宝用力排便时脚下有支撑，不要直接让他使用成人马桶。每日在固定的时间对其进行排便训练，比如早饭后要求宝宝坐在马桶上，接受至少 5 分钟的排便训练，以便使其养成每天定时排便的习惯。

训练时尽量避免使用"脏"或"臭"这样的字眼，让宝宝认识到排便是正常的生理现象，而不会因为难为情选择憋着不排。训练初期，如果宝宝排斥这种训练，可以暂停训练，尽量不要勉强他。暂停期间，家长可以有目的地和宝宝一起阅读与使用马桶有关的儿童绘本，如《马桶的故事》《我不用纸尿裤了》等，引导宝宝模仿绘本故事中的主角，进而使他喜欢上使用马桶。我女儿嘉嘉就是看了《我不用纸尿裤了》这本绘本而积极接受排便训练的。

缓解精神紧张型便秘，先打开宝宝心门

因为心理因素导致便秘的情况通常在宝宝进入幼儿园这一阶段表现得最为明显。离开了熟悉的家庭环境，来到陌生的学校，接触了陌生的老师和同学们，宝宝可能因为不熟悉环境而拒绝在幼儿园排便，有了便意一直憋着，憋到回家再排。粪便憋得越久，质地越硬，回到家想要排出来时就比较费劲。并且，在排憋了很久的粪便时，宝宝还会感到疼痛。越是疼痛，宝宝越是不想排便，越不排便，便秘越严重。

针对精神因素导致的宝宝便秘，家长首先要缓解宝宝的紧张情绪。

若孩子因为不熟悉幼儿园的厕所而不去排便，就多和幼儿园老师

沟通，让老师配合家长一起，通过各种方式告诉他，排便是正常的生理现象，别的小朋友也要排便，让宝宝学会模仿其他小朋友的好习惯。儿童都有好奇心，会互相模仿，所以，要促进他和同伴之间的良性学习和促进。

同时，训练宝宝在去幼儿园之前或者从幼儿园回来后排便，以养成每天排便的习惯。但是，若宝宝已经有便秘的症状，就不要再催促他了，以免使其精神更紧张。精神紧张更容易导致便秘。揉肚子也可以改善便秘。可以按着肚脐眼顺时针揉，促进肠道蠕动，改善便秘。

便秘的药物选择：开塞露和乳果糖

通过以上饮食、排便习惯、精神因素三方面寻找到病因，并针对病因采取相应的手段改善，多数可以使宝宝的便秘缓解。如果便秘症状依然不能缓解，可以考虑在医生的指导下给宝宝使用药物，以缓解便秘症状。目前最常使用的此类药物是开塞露和乳果糖。

开塞露的有效成分是甘油，属于刺激型泻药，是通过肛门插入给药。药物润滑肠道并且刺激肠道进行排便反射，激发肠道蠕动而排便。短期使用相对安全，长期使用很可能会使宝宝对其产生依赖性，形成没有强烈刺激就不肯排便的习惯。因此开塞露只能偶尔使用来缓解宿便。开塞露的使用方法如下：首先，帮助宝宝取左侧卧位，并适度垫高屁股。接下来，剪去开塞露包装顶端，挤出少许甘油润滑肛门周围。然后，拿着开塞露球部，缓慢插入肛门，至开塞露颈部，将药液挤入直肠内（宝宝一般用 10 毫升）。通常 5 ~ 10 分钟后可以引起排便。不严重的宿便，如果手边临时没有开塞露，也可以使用量肛门温度的电子温度计，在温度计上涂上橄榄油插入肛门，润滑并刺激肠壁引起排便。

乳果糖是人工合成的不吸收性双糖，是口服剂型。服用后在肠道内不被吸收，但具有双糖的高渗透活性，可以使水、电解质保留在肠道而产生高渗效果，从而软化粪便使其利于排出，因此它是一种渗透性泻药。由于对肠壁没有刺激性，常用于治疗慢性功能性便秘。

本节开头提到的买开塞露的妈妈，听了我的一番分析后，决定回家从改变女儿饮食、排便行为习惯等各方面着手去改善女儿的便秘症状。由于她女儿已经用过一个多月的开塞露，属于慢性功能性便秘患者，我推荐她少买几支开塞露用来偶尔缓解宿便，同时买瓶乳果糖每日一次给她进行药物治疗，症状缓解后可以减量到隔日一次或者停药。她非常信服地听取了我的建议。

及时护理，秋季腹泻可自愈

秋季腹泻不只在秋季发生

秋季腹泻是最常见的一种幼儿腹泻，它是由轮状病毒引起的，所以又叫轮状病毒感染。秋季腹泻在1岁以下的婴幼儿中高发，5岁以下的儿童都可能患上此病。大人也会感染轮状病毒，但基本上没有症状，也就是说，大人常常是隐性的病毒传播者，自己不发病，反倒容易传染给儿童。秋季腹泻虽被称为"秋季腹泻"，并不代表它只在秋季发生，其他季节也可能出现秋季腹泻。

秋季腹泻最早出现的症状是发烧，然后是先吐后泻，大便呈蛋花汤样或者清水样。患了秋季腹泻，不同的宝宝每天拉的次数不一样，有的要拉个五六次，有的要拉十几次。对于吃母乳的宝宝，每天拉五六次是正常的，所以不能只根据宝宝大便的次数来判定他有没有腹泻，还要结合宝宝大便的形态和宝宝的其他症状来判断。如果自己无法判断，就收集大便，去医院让医生化验诊断一下，看大便里有没有轮状病毒。

腹泻救星：口服补液盐 III

秋季腹泻如果治疗及时，是可以自愈的疾病，治疗及时指的是及时纠正脱水。秋季腹泻很容易引发脱水，宝宝在刚开始发病时，6个小时内会快速脱水。对于轻、中度脱水的宝宝，首选的治疗方式是补液，而首选的补液方式是口服补液盐。轻、中度脱水的表现包括嘴巴发干、嘴唇干裂，少尿，或者尿的颜色深黄，皮肤弹性变差，哭时少泪等。前面第一章中，我介绍过在国外口服补液盐是非处方药，儿童可以选择的口味和品种也非常多，在一般的超市和药店随时可得，而在国内市场上，目前只有两款成人和婴幼儿共用的口服补液盐：口服补液盐 II 和口服补液盐 III，而且在一般药店还不太容易买到，得去医院开才行。

口服补液盐 III 可以按说明书指示的方法，即一包冲调250毫升水后直接给儿童喝；而口服补液盐 II 的渗透压有点高，给儿童服用时常规需要稀释1.5倍（即1包加750毫升水而不是说明书上的500毫升水），才能和世界卫生组织最新推荐的低渗标准一致。在喂孩子口服补液盐时，要遵循少量多次的原则，最好每2～3分钟喂1次，每次10～20毫升。这样每小时就能给孩子补充150～300毫升的液体，大概3～4个小时就可以纠正他的脱水。通过给宝宝补充口服补液盐的方法，就可以有效防止宝宝脱水，避免宝宝由于重度脱水被送到医院里去输液。但是，如果宝宝腹泻的同时，出现呕吐剧烈、无尿、腹胀或脱水程度加重等症状，应立即将其送至医院，对其进行输液补液。

腹泻期间，无须禁食

针对儿童腹泻，除了可以用口服补液盐帮他们纠正脱水外，还要对他们的饮食进行调节。宝宝腹泻时到底是吃还是不吃，这是难倒家长的一大问题。过去有种看法是禁食，认为腹泻时应该不吃不喝，这样腹泻就会减轻。因为吃得越多，喝得越多，腹泻就越频繁。目前的观点主张，宝宝腹泻期间应继续原来的饮食，但是不要吃新的食品或生冷的食品，也不要强迫进食。比如要避免给他们吃鸡汤、果汁之类的高脂肪、高盐或高糖的食物，这些食物会加重宝宝脱水的症状。应该给他们选择酸奶、水果、蔬菜和粥类等食物。

经常有妈妈通过微博问我：是不是宝宝腹泻就不能再吃母乳了？不能再吃配方奶了？目前针对腹泻的治疗，推荐腹泻前是母乳喂养的宝宝，即使腹泻，也应该继续让他吃母乳。不仅可以让他继续吃，还应该让他多吃。因为让他继续吃母乳是在帮助他补充能量。要不要给腹泻的宝宝继续使用配方奶？这个问题取决于宝宝的腹泻是不是因为乳糖不耐受造成的，如果是，可以将配方奶换成不含乳糖的。目前也有一些医生建议在这个阶段可以将配方奶换成不含乳糖的配方奶粉吃一段时间，以保护肠道，等腹泻症状消失后，再换回原来的配方奶。

管好手、口和尿布，对轮状病毒说"不"

小儿秋季腹泻是感染轮状病毒引起的，所以为了避免宝宝患上小儿腹泻，就要避免宝宝染上这种病毒。轮状病毒属肠道病毒，是靠手口传播的，所以宝宝若接触了感染轮状病毒的人，或者是感染轮状病毒的人接触过的物体，就可能会感染此病毒。因此，家长平时要给宝宝勤洗手。让他饭前、便后洗手，不吃生冷食物，并定期给宝宝的餐具、玩具消毒。

在疾病流行的季节，尽量避免让自己的宝宝和别的宝宝你吃一口、我吃一口地分享食物，因为这样更容易使宝宝感染轮状病毒。

另外，家长还要注意宝宝尿布的卫生，要避免使用公共的换尿布台，不得已使用时，在给宝宝换尿布前，要用酒精湿巾对尿布台进行消毒。

预防手足口病的五句真经

没有一种药能有效预防手足口病

经常有家长在微博上给我留言咨询手足口病的预防，有人问："一同事告诉我预防手足口病的方法：宝宝从外面玩耍回家后给他洗手、洗脸、换衣服，然后再给他喷儿童型的开喉剑喷雾剂。说这是儿科医生说的。开喉剑喷雾剂能这么使吗？没病也喷这个预防合适吗？"也有人问："宝宝的幼儿园每天晨检的时候都往宝宝嘴里喷一种叫利巴韦林的药，说是预防手足口病，安全吗？"诸如此类的问题凸显了整个社会对手足口病的认识误区。

就目前的医学进展，作为专业药师，我还从来没听说过哪种药可以预防手足口病，而上述提到的开喉剑和利巴韦林都不属于疫苗的范畴，起不到预防手足口病的作用，滥用反倒会带来新的疾病（参见第018页"抗病毒的利巴韦林注射液不治感冒"的相关内容）。另外，手足口病有那么可怕吗？家长们多了解一些手足口病的基本常识还是很有必要的。

手足口病由多种肠道病毒引起，主要通过密切接触病人的粪便、体液和呼吸道分泌物（如打喷嚏的飞沫）及被污染的毛巾、玩具等物品而感染。手足口病多发生在6岁以下的学龄前儿童，所以手足口病预防的重点在幼儿园。

手足口病潜伏期一般2～7天，没有明显的预兆，多数患儿突然起病，早期表现主要是发烧，随后会出疹子。手足口病引起的疹子是一种透明的水疱，主要集中在手、脚、口腔和肛门周围，疹子不痛、不痒、不结痂、不结疤。出疹子的同时，患儿可能还会出现类似感冒（上呼吸道感染）的症状，比如咳嗽、流鼻涕、打喷嚏等。

只要对症护理，1~2周多数可自愈

跟轮状病毒引起的腹泻一样，绝大多数的手足口病例，病症都比较轻。目前还没有针对肠道病毒治疗手足口病的药物，所以治疗手足口病就只能尽力去缓解它表现出来的症状。比如手足口病患儿身上表现出了高烧症状，就给患儿使用退烧药；如果出现了呕吐和脱水等症状，就给他们补充水分和电解质。多数手足口病患儿1～2周可以自愈。

但也可能会出现极少数病情严重的患儿，因此如果宝宝出现下列任何一种情况，都需要及时到医院就诊：1. 持续高烧不退，2. 频繁呕吐，3. 四肢抖动、瘫痪或者抽搐，4. 白天过度睡眠、容易惊醒、烦躁不安，5. 呼吸困难。

引起手足口病的病毒实际上是肠道病毒。因为病毒种类比较多，因此得过一次手足口病不代表就不会得第二次，所以即使感染过手足口病的患儿也还是要预防这种病的。病毒主要是通过手口、粪口传播途径进行传播的。所以，预防和控制手足口病，卫生部有一个五句真经：勤洗手、吃熟食、喝开水、勤通风、晒太阳。

用心呵护，让宝宝远离尿布疹

尿布疹，大麻烦？有网友留言，说看了三四家医院，最后在我微博上搜到了治疗宝宝尿布疹的方法。我一个朋友最近也和我分享她当年和儿子尿布疹奋战的经历，说很难对付，为了保持小屁股干燥，经常要拿个吹风机朝宝宝小屁股猛吹。尿布疹真的这么麻烦吗？

宝宝红屁股，多是由于粪便尿液的刺激

每个宝宝在婴儿期都可能会得尿布疹，也就是老百姓俗称的"红屁股"。顾名思义，尿布疹是指尿布包裹处皮肤上起的皮疹，皮疹可以是发炎发红的轻症，也可以发展成流水流脓的重症。造成宝宝尿布疹的主要原因有三个方面：

第一，宝宝的新陈代谢快，每日排便排尿的次数多，粪便尿液中的氨水等刺激性物质经常刺激皮肤，加之宝宝皮肤比较娇嫩，就容易导致屁股、生殖器、大腿上部等处的皮肤受到损伤，这在宝宝腹泻期间以及服用抗生素期间尤其常见。这也是宝宝长尿布疹的主要原因。

第二，粪便尿液刺激导致的皮肤发红治疗不及时、护理不得当，3天后就容易继发真菌感染，这种情况容易出现在腹股沟以及生殖器等部位，可以表现为发水疱，甚至溃破；要是合并细菌感染，则可能流黄色脓水。

第三，对尿布中的染料过敏、疥疮等其他少见原因。

尿布疹防治四部曲

尿布疹的护理和治疗只有针对病因才能做到有的放矢。

第一，为了减少宝宝皮肤与粪便尿液的接触时间，应勤换尿布，通常建议每2～3小时就要更换一次，或者宝宝只要拉了就要及时换掉尿布。有人会问，宝宝尿布疹是不是因为穿了纸尿裤导致的，用布尿布会不会更好？恰恰相反，布尿布一尿湿乎乎的，湿布紧贴着皮肤，更容易导致尿布疹出现。另外，布尿布的清洁方面也有问题，清洗布尿布时通常会用到有刺激性的清洁剂，如果天气不好，不能充分将其晒干、有效消毒的话，用在宝宝身上，也会造成宝宝皮肤感染。所以如果经济条件允许的话，还是推荐家长给宝宝用纸尿裤。生产纸尿裤的技术现在已经比较成熟了，一般厂家生产出的纸尿裤都能吸湿保干，让宝宝的屁股保持干爽透气。但是，再好的纸尿裤，如果家长犯懒不及时给宝宝换的话，也可能会让宝宝患上尿布疹。所以，要想有效地预防尿布疹，家长需要勤快一些。

第二，更换尿布时，要用流动的温水冲洗屁股，之后用柔软的棉布或者纱布拍干屁股。注意"拍"这个词，只有当过妈妈的人才能体会这个词精准的意思，是要用我们轻柔的动作倍加呵护宝宝的小屁股才行。另外，避免使用卫生湿巾擦拭宝宝的屁股，湿巾里的消毒剂会对皮肤产生新的刺激，同时湿巾擦拭也会在皮肤上残留水分，而患有尿布疹的皮肤需要保持干爽才能尽早恢复。必要时，可以像我在文章开头提到的我朋友一样，使用吹风机的低温挡吹干宝宝屁股，或者阳光好时，让宝宝不用尿布趴一会儿晒晒屁股。

第三，除了上述保持宝宝屁股干爽的护理手段外，避免粪便尿液直接刺激皮肤的手段还包括在干爽的屁股上面涂抹皮肤保护剂，这类保护剂可以是油脂类物质，包括家长们常说的橄榄油、茶油、麻油、鱼肝油等，利用的是油水分离的原理。也可以是涂抹护臀霜，包括含氧化锌、凡士林等有效成分的护臀霜，利用的是隔离的原理。给宝宝涂抹护臀霜，需要厚厚地涂抹一层才能有效隔离刺激物。

第四，对于继发真菌感染的尿布疹，可以使用治疗性药物曲安奈德益康唑乳膏（如派瑞松），此药含少量的激素曲安奈德，有消炎的作用，另一个有效成分益康唑是抗真菌的成分，用于对抗真菌的感染；对于继发细菌感染的尿布疹，可以使用治疗性药物莫匹罗星软膏（如百多邦）、红霉素眼膏或者金霉素眼膏等。使用治疗性药物的同时，仍然需要在涂了这些药之后涂抹厚厚的一层护臀霜来隔离粪便尿液。

绝大多数宝宝的尿布疹，家长在家按照上述方法正确护理和治疗就可以痊愈。少数在家护理无法改善或者症状严重的宝宝，则需要去医院看专业的皮肤科医生，在专科医生的指导下进行综合治疗。

湿疹的护理和治疗是一场持久战

湿疹有能断根的药吗？含激素的药膏真的不能用吗？母乳是诱发湿疹的主要原因吗？微博上每天都有人向我询问诸如此类的问题。宝宝湿疹困扰了千千万万的家长，我尽自己所能回复了无数家长有关湿疹的疑问，并将回复过的问答汇总成长文章，通过家长们 4 万多次的转发传播给了更多饱受宝宝湿疹折磨的新手爸妈，起到了很好的科普效果。现在我将湿疹的护理和用药方面的知识给大家普及一下，希望能帮助更多的爸爸妈妈。

根治湿疹，无药可寻

湿疹在 5 岁以下的学龄前儿童身上高发，确切病因目前还没有完全研究清楚。目前还没有任何一种药物可以根治湿疹，但 50% 以上的宝宝随着年龄的增长，湿疹可以自愈。在这个过程中，家长能做的就是通过正规渠道获得专业知识，通过科学的护理以及必要的药物来控制湿疹的反复发作，以减轻湿疹对宝宝生活质量和生长发育的影响，不要听信各种偏方秘方延误宝宝治疗。

引起湿疹的原因很多，通常认为主要原因有两方面：

一是遗传。比如说家族中有患哮喘、过敏性鼻炎、湿疹等过敏性疾病的人。

二是过敏。宝宝的湿疹,常与自身免疫系统不成熟有关；成人的湿疹,常与自身的免疫系统失调有关。和过敏沾边的疾病，包括湿疹、过敏性鼻炎、哮喘等，都没有根治的办法。为什么不能根治呢？这要从过敏是怎么一回事说起。

　　过敏是指在某些情况下，某些人的身体对正常的体外因素产生的不正常的过度反应。这些正常的体外因素可能是吃了海鲜，或者皮肤接触了刺激性的洗护用品，以及通过呼吸吸入了花粉、尘螨等东西。正常人的免疫系统对这些东西不会作出特殊反应，只有某些人的免疫系统不成熟或者失调时，才会将这些东西看成是破坏身体正常功能的"异物"（也就是医学上讲的"过敏原"），进而做出过度反应产生抗体，抗体会留在血液中，一段时间后，身体再次接触到"异物"，抗体就会对抗"异物"，进而产生过敏反应，释放炎性物质导致皮炎或过敏性鼻炎等症状。

　　由此可见，人体的防御体系——免疫系统不成熟或者失调诱发的疾病，我们不可能采用破坏人体防御体系的方法去治疗，也就没有根治的办法，采取的治疗手段只能是尽量避免接触过敏原，以护理或药物的方式控制症状，预防复发。

　　既然湿疹没有彻底治愈的方法，家长要有和湿疹打持久战的心理准备。常说母子连心，家长的焦虑状态很容易影响到宝宝，给宝宝造成精神压力。精神紧张也是诱发湿疹的原因之一，所以家长面对湿疹一定要心态平和，营造一个愉悦健康的家庭氛围，这样才更利于对宝宝湿疹的控制。

做好皮肤护理，治疗湿疹事半功倍

　　英文 Eczema 在中文里被译成"湿疹"，导致不少人认为湿疹是由于皮肤太湿造成的，其实恰恰相反，患了湿疹，皮肤特别怕干，要经常保持滋润才行。对于湿疹皮肤的护理，保湿是基础，做好保湿可以事半功倍，甚至轻度的湿疹做好保湿就可以治愈。如果宝宝皮肤只是有点变红，脱皮，或只有几个小疹子的轻症湿疹，可以只用润肤霜护理就能控制，一天多次勤涂润肤霜保持皮肤一直滋润，湿疹就可以消退。

我知道有不少家长在网络上海淘湿疹膏，虽然卖家宣称是"湿疹膏"，但其实绝大多数产品就是海外的一些保湿润肤霜。这类产品在国内也有，没必要漂洋过海去淘。比如贵一点的丝塔芙、雅漾等进口药妆类低敏润肤品，便宜一点的国内皮肤科医生推荐的本土的郁美净、硅霜等都属于这类产品。使用时尽量用软膏或者霜剂的剂型，除非湿疹部位在头皮上，这时需要使用润肤露这种容易涂抹的剂型。因为润肤露多是水包油类的剂型，水直接接触皮肤容易蒸发，水分蒸发后会让皮肤更干燥，保湿时间相对短，因此湿疹的皮肤更应该用油包水类的润肤软膏或润肤霜，保湿时间相对长。

除了保湿，还要注意湿疹宝宝的皮肤很敏感，对衣物的要求非常高。接触宝宝皮肤的衣物一定要是纯棉、透气、不起球的衣物，包括宝宝皮肤能接触到的护理人员的衣物也应该是纯棉材质。真丝衣服是不能给湿疹宝宝穿的，也不能让湿疹宝宝接触到真丝制品，否则会刺激湿疹发作。另外，毛、麻、化纤之类的衣物也应避免让宝宝接触到。

此外，气温的骤变也是引发湿疹的刺激因素。随着天气变热，宝宝皮肤表面温度升高，水分蒸发容易使皮肤干燥而诱发湿疹。应注意给宝宝适当减衣物，夜里少盖被子，室温保持凉爽，同时经常涂抹专为敏感皮肤研制的低敏润肤霜。

但不能因为怕热怕干燥，就不给宝宝洗澡。宝宝患了湿疹可以洗澡，但水温要稍微调低一些，37℃左右和体温相当的水温比较合适。洗澡时间尽量控制在 15 分钟之内，不能过度清洗，同时不要用刺激性沐浴露。洗澡后应立刻给宝宝擦干身体，及时涂抹润肤霜。

在这里，我要特别说明一个误区：有的家长认为既然湿疹是过敏引起的，那么只要远离湿疹过敏原就能预防宝宝湿疹；也有人说哺乳期妈妈不能吃鸡蛋和牛奶，否则宝宝就容易患湿疹；还有的老人说很多小孩断奶后湿疹就好了。

这些观点并不科学。越来越多的临床证据表明，食物过敏是一个普遍存在的问题，回避这些宝宝生长发育所必需的可能引起过敏的食物，并不能完全有效地预防婴儿湿疹的发生。哺乳期妈妈可以尽量避免刺激性的食物，但不必完全不吃牛奶和鸡蛋。对于轻、中度湿疹而言，查找食物过敏原也没有多大意义，只有全身大面积湿疹发作的宝宝才需要考虑食物过敏的原因。避免复发重在护理，注重皮肤的保湿滋润，注意避免刺激，比如避免丝、毛等物品接触皮肤，避免皮肤过热出汗，避免过度日晒，避免使用碱性皂液等。别轻易给宝宝断奶，母乳是宝宝最好的食品。宝宝长湿疹不一定影响生长发育，但宝宝缺营养一定会影响生长发育。

另外补充一点，湿疹不是接种疫苗的禁忌证，湿疹不严重的话可以正常接种疫苗。只有处于严重顽固性湿疹的急性期才需要推迟接种疫苗。

治疗湿疹，外用激素药膏为首选

国内外的临床经验均表明，对于轻度湿疹，可以用低敏保湿润肤霜来治疗，但对于中、重度湿疹的治疗，外用激素药膏是首选。可是用关键词在百度上检索"湿疹"和"激素"，显示出来的绝大多数信息是不要使用激素。这样的信息很容易误导家长，延误宝宝湿疹的治疗，使得最初很容易控制的小面积湿疹拖成了难治的大面积湿疹。再加上"激素"二字常让人联想到"性早熟""内分泌失调"等，家长们本能地选择回避，唯恐用药后对宝宝产生抑制生长等副作用。

其实，作为外用药的激素药膏并不存在上述家长联想到的副作用，通常只有长期大剂量口服激素或者注射激素，才会产生累及内分泌系统而抑制生长的副作用，而治疗湿疹一般不主张用口服或者注射的激素。外用激素长期使用的不良反应仅局限于皮肤，最严重的副作用是激素依赖性皮炎，而产生这类严重副作用的前提也是长期、大剂量滥用强效激素药膏，而短期使用弱效激素药膏只可能会出现皮肤变薄和色素沉着等副作用。另外，即使不用激素药膏，患湿疹的皮肤在恢复期也会有皮肤色素的改变，这种情况是疾病自身引起的皮肤颜色变化，不一定是激素造成的色斑，随着时间的推移，色斑会慢慢褪去。

日常生活中常见的激素类药膏有很多种，但强度是不一样的。1% 氢化可的松和尤卓尔强度相当，相对较弱。力言卓的有效成分是 0.05% 的地奈德，属于中等强度激素。通常医院自制的外用地塞米松药膏属于弱效激素，但口服或静脉注射的地塞米松属于中强效的激素。常用的外用激素由弱到强排序是：正规大医院自制的含地塞米松的药膏→1% 氢化可的松、0.1% 丁酸氢化可的松（尤卓尔）→ 0.1% 糠酸莫米松（艾洛松）、0.05% 地奈德→倍他米松→氯倍他索。治疗幼儿湿疹，通常不会选用最后两种强效激素，一般 1% 氢化可的松就可以止痒消炎，遗憾的是 1% 氢化可的松中国市场上没有，因此我们常用和它强度相当的尤卓尔。当需要比尤卓尔更弱的激素时，可以咨询药房，通常药房会自己配制。对于就医不便的患者，可以用温和无刺激的润肤霜来稀释尤卓尔，稀释比例为 1∶1

或最低 4：1。人们熟知的 0.025% 的醋酸氟轻松属于含氟的中等强度的激素，不建议给宝宝用。同时含氟的激素也不建议成人在脸上使用，容易造成色素沉着，留下色斑。使用弱效的外用激素时，症状消失就可以停药，不需要逐步撤药。

激素药膏是治疗湿疹的一线药物，免疫抑制剂是二线选择，如他克莫司。当严重湿疹需长期使用强效激素时，为避免激素带来的副作用，会短期或间歇性使用他克莫司类药以避免长期使用强效激素药膏。或者在眼睛、生殖器等敏感部位用药时，为避免使用激素药膏吸收过多导致副作用，也会短期或间歇性使用他克莫司类药物。他克莫司类的产品说明书里有一项警告，指出此类药有导致皮肤癌的风险，这是一个需要平衡考虑的因素。只有当它带来的收益大于风险的时候才会考虑。对于宝宝来说，特别是两岁以下的宝宝，应该尽量避免使用这类药物。

使用激素药膏的注意事项

宝宝湿疹外用激素药膏的使用要遵循以下五条原则：

第一，治疗时尽可能选用弱效的药膏，除非是控制中、重度湿疹的急性发作，此时可以选用稍微强效的激素药膏短期使用，一旦急性期症状控制住了，再换成弱效的激素药膏维持治疗。

第二，激素类药膏一般每日涂抹仅需 1 ～ 2 次，涂的次数不能太多。如果湿疹症状比较轻，一天涂一次就能达到止痒和消退红疹的目的，那就应该只涂一次，如果症状控制不理想，最多一天涂两次。这类药膏维持疗效的时间都比较长，如果涂的次数过多，不仅不会大幅度增加疗效，反而会增加出现副作用的风险。

第三，全身涂抹时，使用面积尽量不要超过体表面积的1/3。全身大面积涂抹会增加副作用的风险，同时，如果是全身大面积爆发湿疹，应考虑食物过敏等因素，要查找出原因并加以避免。

第四，家庭自行护理湿疹时，激素药膏使用时间以5～7天为宜，若7天后湿疹症状没有改善，要及时看医生评价病情和调整用药。在医生的指导下，激素药膏的使用时间可以适当延长，但要严格遵医嘱使用。

第五，如果同时使用两种以上的药膏，每种药膏之间涂抹的时间要间隔半小时以上。例如用激素药膏尤卓尔的同时也需要使用抗感染的药膏百多邦，二者就要间隔半小时涂抹。

治疗湿疹的其他药物和说明

对于轻度湿疹，用低敏的护肤霜经常保持皮肤滋润可以控制；对于中、重度的湿疹，保湿的同时需要配合使用弱效外用激素，对于有破口流水合并细菌或者真菌感染的湿疹，则需要联合使用抗感染的药膏，如百多邦治疗细菌感染，派瑞松治疗真菌感染。

宝宝痒得厉害时，可以口服扑尔敏、氯雷他定、西替利嗪等抗组胺类抗过敏药止痒。这三种药的区别在于，扑尔敏属于一代抗组胺药，止痒的效果会稍微强些。但一代抗组胺药（同属这一代的抗过敏药还包括苯海拉明和赛庚啶）有使病人嗜睡、乏力这样的不良反应，适合睡前服。为减轻一代的不良反应，二代抗过敏药氯雷他定和西替利嗪应运而生。除了嗜睡、乏力的不良反应小外，二代还有长效的作用，通常一天只需服用一次。

需要特别说明的是，虽然这部分内容是针对宝宝湿疹的，但这里涉及的湿疹治疗、护理以及用药同样适用于成人湿疹，唯一的区别是在激素药膏的选择上，成人严重湿疹可以选用激素强度更大的药膏，如氯倍他索等，但要在医生的指导下使用，因为自行长期大量使用强效激素容易形成激素依赖性皮炎。护理上都需要注意避免日晒、过热等物理性刺激，避免刺激性洗护用品的化学性刺激，避免海鲜、辛辣食物的饮食刺激，以及紧张、焦虑等的精神刺激。

　　治疗湿疹，我主张去正规医院就诊，在专业皮肤科医师的指导下按治疗指南使用药品，不要把外用激素想象成洪水猛兽，也不要滥用强效激素药膏，更不要轻信所谓的纯中药不含激素。有报道称，在英国和中国香港地区的一些中医诊所，经常会有所谓的不含激素药膏被检测出含有地塞米松之类的激素，在中国，某些宣传无激素的湿疹药膏里偷偷摸摸违法添加激素的情况更严重。与其在不知情的情况下滥用激素药膏，不如明明白白合理使用激素药膏。

驱蚊虫，还宝宝宁静

　　如果说湿疹是家长们没办法提前预知、不得不接受的皮肤问题，那么预防宝宝被蚊虫叮咬，家长们还是可以有所作为的。曾经有网友在微博上惊呼："驱蚊的花露水中含农药避蚊胺成分，是农药批准文号，我每天喷花露水，是往身上喷农药啊！"一时间网友争相转发，引发大众恐慌。尤其是家有小宝宝的父母更是恐慌：这含农药的驱蚊液能给宝宝用吗？安全吗？为了解开父母们心中的诸多疑问，本节我将给大家谈谈适合宝宝的驱蚊产品以及蚊虫叮咬后的护理问题。

驱蚊花露水含农药，但正确涂抹就安全

驱蚊花露水中含有的避蚊胺（DEET），是 1946 年由美国农业部开发研制的，于 1957 年在美国环保局（EPA）登记注册开始民用。它用于驱蚊已经有将近 60 年的历史，是研究和应用最广的驱蚊成分，至今在安全性和有效性两方面仍是其他产品的"参考标准"。可以看出，它从研发的那一刻起就是农药。在中国，驱蚊液归农业部监管，因此会有农药批准文号。在美国，驱蚊液归环保局监管，因此要先在环保局登记。美国儿科医师协会认为两个月以上宝宝就可以使用避蚊胺含量在 30% 以下的产品，只要按说明书正确涂抹，就是安全的。

在美国，驱蚊液的成分除了避蚊胺外，美国疾病预防控制中心推荐的还包含羟乙基哌啶羧酸异丁酯（Picaridin）、柠檬桉叶油（Eucalyptus oil）、伊默宁（IR3535 & reg）以及用于衣物上的杀虫剂氯菊酯（Permethrin）等，中国市场上的驱蚊产品也多以这些作为主要成分。

购买驱蚊类产品建议去正规商场、药店或药房购买，买正规厂家生产的产品，产品包装上应含有下列重要信息：批准文号、生产批号、有效期、有效成分、如何正确使用、使用时的禁忌证等，最好能有厂家免费咨询电话，使用过程出现问题可以咨询。不建议网淘驱蚊类产品，网淘的产品很难保证质量。

驱蚊液应只用于暴露在外的皮肤和衣物上，不可接触伤口，不可接触眼和嘴，在耳部也要少用。不要让宝宝自己涂抹，应喷在大人手上后再涂抹到宝宝身上，但不要涂在宝宝手部（防止经手入口），如果宝宝皮

肤过敏则应立即停止使用。驱蚊液只限用于室外，从室外返回室内后应立即用含皂液的水清洗掉身上和衣物上的驱蚊液。

安纱窗、挂蚊帐，驱蚊还是老法好

任何药物都有引发过敏的可能性，虽然说很多驱蚊液说明书上标明儿童可以使用，但是并不是说能完全保证宝宝用了不过敏。因此敏感体质的宝宝用药要谨慎，一旦过敏要立刻停用。

民间爱用维生素 B_1 片碾碎溶水喷涂皮肤来驱蚊，但相关的大规模研究没有，有限的研究表明没有作用。但由于维生素 B_1 是水溶性维生素，喷涂在皮肤上也不会被身体吸收，不会有什么伤害，试试也无妨。

很多妈妈怕驱蚊液伤害宝宝，于是给宝宝使用驱蚊贴或驱蚊手环。其实驱蚊贴和驱蚊手环对驱蚊也都没有很好的效果。而且，我们通常建议 3 个月以下宝宝物理防蚊。可以在宝宝活动的居室内安装纱窗、纱门，夜里给宝宝使用蚊帐，准备一个电蚊拍随时消灭室内的零星蚊虫，尽可能使用空调或风扇把居室温度控制在 26℃以下，以避免宝宝出汗过多，汗液是最容易招蚊子的。

蚊虫叮咬后的护理方法

被蚊子叮咬后传播了传染性疾病有可能会发烧，如果没有传播疾病，一般不会发烧。

被蚊子叮咬后身体会释放组胺炎性物质，引起叮咬部位肿胀，这很正常。蚊虫叮咬后可以立刻用碱性皂液清洗患处来防止起包，如果已经起包，可以使用持续凉敷的方法消肿止痒，如取毛巾包冰块敷在被咬的部位，或者把湿毛巾放入冰箱冻冷后敷在被叮咬的部位，可以每 2～3 个小时进行一次。此外，也可以选择外用炉甘石洗剂止痒。要避免宝宝抓挠肿胀处，否则可能抓破进而感染。

如果是过敏体质的宝宝，蚊虫叮咬后的症状比较严重的话，可以在户外活动之前的 2～3 个小时内服用一剂抗组胺抗过敏药物，比如氯雷他定糖浆等，以有效预防被蚊虫叮咬后皮肤肿胀。被咬后尽快服用抗组胺药，也可以消炎止痒。

如果宝宝的皮肤已经被抓伤、溃破，就不能乱涂药膏了，否则会给宝宝带来其他伤害。例如前面咱们所说的"小蜜蜂"紫草膏具有肝毒性，如果长期涂在有溃破的皮肤上对肝脏有损害。还有"双飞人"药水，它的主要成分是 80% 的酒精、1.32% 的薄荷油和 18.68% 的蒸馏水。如果宝宝的皮肤已经溃破，就不建议涂抹这么高酒精含量的产品。宝宝用了会刺激皮肤，感到剧烈疼痛，且不利于溃破处的皮肤愈合。

预防佝偻病，补维生素 D 不补钙

总有家长在微博上问我，给宝宝补充维生素 A+D 和维生素 D 有什么区别？维生素 D 要补到多久？除了补维生素 D，还要补钙吗？宝宝一般补鱼油和补钙到多大呢？宝宝到了两三岁，好多妈妈已经不给宝宝补了，为什么呢？

国外专业儿科医生通常不推荐婴幼儿额外补钙

要回答上述问题，先说明三件事：第一，国内儿科医生推荐宝宝们常规补充的不是"鱼油"而是"鱼肝油"，"鱼油"是指DHA之类的补充剂，是不作为常规的补充剂来推荐的。"鱼肝油"是指维生素A和维生素D的合剂（如伊可新等）。第二，欧美等国儿科医生推荐宝宝们常规补充的是维生素D，他们不推荐补充维生素A，因为他们认为维生素A摄入过多会增加患心血管疾病以及肝损伤的风险。第三，由于婴幼儿的主要食物是母乳等乳制品，饮食中所含的钙量已经足够，因此国外儿科医生通常不推荐婴幼儿额外补钙。

从上述事实可以看出，国内外的儿科医生在对维生素D的认识上是一致的：推荐给婴幼儿补充维生素D。那么维生素D对人体为何如此重要？维生素D缺乏的原因是什么？不同人群生理需求的维生素量是多少？该如何补充维生素D？希望下面的介绍能解答家长们心中的疑问。

预防佝偻病，维生素D很关键

维生素D在人体内一方面促进肠道从饮食中吸收钙和磷；另一方面促使钙、磷沉着于新骨形成部位，促进骨组织的成熟。对于婴幼儿而言，摄取足够生理需求的维生素D主要是为了有效预防佝偻病；对于成年人而言，摄取足够生理需求的维生素D主要是为了有效防止骨质疏松，预防骨折。维生素D除了对骨骼有益外，一些正在进行的研究还表明它可以改善肌肉系统、心血管系统、神经系统和免疫系统的功能。例如，最近美国睡眠医学会完成的一项新研究发现，维生素D水平与白天易犯困之间存在重要关联，尽管目前还不能断言两者之间存在因果关系，但提示了或许维生素 D 可以替代咖啡来提神醒脑。国内方面的文献如 2011 年李敏等发表的《25 羟维生素 D 水平与心血管疾病关系的 Meta 分析》，结果表明：维生素 D 营养状况与心血管疾病发病相关，提示或许可以通过补充维生素 D 降低心血管疾病的发病率。

维生素 D 在人体内先由肝脏的酶催化生成 25 羟维生素 D，再由肾脏的酶催化生成具有生物活性的 1, 25 二羟维生素 D。通常，临床检测人体是否存在佝偻病的风险，参考的既不是微量元素的值，也不是骨密度的值，而是血清中 25 羟维生素 D 的值，数值小于 20 纳摩尔 / 毫升（50 纳摩尔 / 升）认为是维生素 D 缺乏。美国有研究发现，在波士顿地区（北纬 42°）的冬天，18 ~ 29 岁的健康人血清中 25 羟维生素 D 值小于 20 纳摩尔 / 毫升者达到了 32%，维生素 D 缺乏的人口比例在中国应该更高。

补维生素 D，光照、饮食一个都不能少

谈论维生素 D 缺乏的原因之前，需要先了解人体维生素 D 的两个天然来源：

一个是人体自身合成。暴露在阳光下，阳光中的紫外线照射人体皮肤，皮肤自身合成维生素 D。自身合成维生素 D 的量取决于年龄、皮肤颜色、暴露时间、季节等。一般而言，随年龄增长合成量降低，白皮肤比黑皮肤合成得更多，暴露时间越长合成得越多，夏季比冬季合成得多。有研究表明，骄阳似火的 7 月，健康年轻白人着泳衣户外暴晒 15 分钟左右，约可产生 10000 单位的维生素 D。但通常不建议用在阳光下暴晒的方法获取维生素 D，因为有导致皮肤癌的风险，夏季烈日下要以对皮肤的防护为主。

　　另一个是饮食摄取。富含维生素 D 的食物包括鱼类、鸡蛋黄、添加维生素 D 的牛奶、添加维生素 D 的面包以及其他添加维生素 D 的食物。

　　由此可见，造成维生素 D 缺乏的原因主要也是这两个方面：一是缺少阳光照射。阳光中紫外线不能通过普通玻璃，室外活动少的人，维生素 D 生成不足；高层建筑物阻挡阳光照射，大气污染（如烟雾、尘埃）吸收了部分紫外线；冬季阳光照射减少，影响皮肤合成维生素 D。二是饮食摄入不足。天然食物中维生素 D 含量少，如乳类（包括人奶及牛、羊奶等）、肉类等含量较少，谷物类、蔬菜、水果几乎不含维生素 D。

补维生素 D 相对安全，不易过量中毒

　　根据美国医学研究所 2010 年公布的数据，不同年龄人群每天生理需求的维生素 D 的量分别是：1 岁前的婴幼儿需要 400 国际单位，1～70 岁的人需要 600 国际单位，70 岁以上的老人需要 800 国际单位。每日生理需求的维生素 D 量是指食物摄取、阳光照射、维生素 D 强化食品中的维生素 D 含量的总和。不足的部分需要维生素 D 补充剂加以补充。出生两周后的婴儿就可以使用维生素 D 补充剂补足不够的维生素 D 的量，但不推荐婴儿晒太阳获取维生素 D，因日晒有导致婴儿患皮肤癌的风险。

　　《中华儿科杂志》编委会与中华医学会儿科学分会儿童保健学组、全国佝偻病防治科研协作组达成共识：鉴于佝偻病多见于 3 岁以内的婴幼儿，佝偻病的预防应从孕期开始，以 1 岁以内婴儿为重点对象，并应系

统管理到 3 岁。他们提出的建议如下：

第一，孕妈妈应经常户外活动，进食富含钙、磷的食物。妊娠后期为秋冬季的女性宜每天适当补充维生素 D 400 ~ 1000 国际单位。使用维生素 A 和维生素 D 合剂时，应避免维生素 A 中毒，维生素 A 每天摄入量应小于 10000 国际单位。

第二，婴幼儿应该尽早户外活动，逐渐达到每天 1 ~ 2 小时户外活动时间，尽量暴露婴儿身体部位如头面部、手足等。

第三，婴儿（尤其是纯母乳喂养儿）出生后两周每天摄入维生素 D 400 国际单位至两岁。400 国际单位的补充量应是食物摄取、阳光照射、维生素 D 补充剂、维生素 D 强化食品中的维生素 D 含量的总和。如婴儿每天摄入 500 毫升添加了维生素 D 的配方奶，可摄取维生素 D 约 200 国际单位，加之适当的户外活动（尤其是夏季户外活动较多时），可不必另外补充维生素 D 补充剂。

第四，高危人群如早产儿、低出生体重儿、双胎儿出生后就应该每天补充 800 ~ 1000 国际单位维生素 D，3 个月后改为每天 400 国际单位。

无论美国还是中国，医学专业委员会给出的每天摄取维生素 D 的推荐量都是总量，因此对于饮食习惯和户外活动不同的个体而言，维生素 D 补充剂使用的量是因人而异的。鉴于今年开始中国的食品规范标签标识，大家在吃东西的时候可以根据标识计算一下维生素 D 的量，由此估计需要额外补充的量。

根据美国医学研究所 2010 年的数据，人体每天能耐受的维生素 D 的最大量也因年龄而不同，具体数值见表 2-1。

表 2-1　不同年龄人群维生素 D 推荐摄入量和能耐受最大量表

维生素D（国际单位/天）		
人　群	推荐摄入量	上　限
0 ～ 6 月龄	400	1000
6 ～ 12 月龄	400	1500
1 ～ 3 岁	600	2500
4 ～ 8 岁	600	3000
9 ～ 13 岁	600	4000
14 ～ 18 岁	600	4000
19 ～ 30 岁	600	4000
31 ～ 50 岁	600	4000
51 ～ 70 岁（男）	600	4000
51 ～ 70 岁（女）	600	4000
>70 岁	800	4000
孕妇 / 哺乳（19 ～ 50 岁）	600	4000

　　有记载成人维生素 D 中毒的量是每天服用60000国际单位，由此可见，维生素 D 是相对安全的营养补充剂，不太容易过量中毒。

　　维生素 D 属于脂溶性维生素，因此建议随餐服用，食物中的油脂能促进它的吸收。目前国内婴幼儿维生素 D 补充剂多以软胶囊的形式存在，需要剪开胶囊将维生素 D 挤到小勺里，然后用勺一点点喂给宝宝吃。有的说明书可能会建议直接挤进婴儿嘴里，我不推荐这样做，因为万一家长没拿稳，胶囊壳容易掉进宝宝嘴里，万一堵在气道会引起窒息。也有家长图省事，直接把胶囊里的维生素 D 挤进奶瓶和配方奶一起喂，这种做法我也不推荐，因为脂溶性的维生素 D 容易粘在奶瓶壁上，宝宝吃不到完全剂量的维生素 D。

别盲目给宝宝吃增高药

看一个宝宝的生长发育是否正常，通常参考儿童生长发育标准曲线（参见第 246 页附录 3《世界卫生组织儿童生长发育标准曲线（Z 评分）》），而不是盲目地和周围的宝宝做比较。有些家长总喜欢说，别人家的宝宝怎样怎样，如果自家宝宝身高比同龄宝宝矮，做家长的就会着急。有些家长一着急，看病不找专科医生，而是乱信江湖游医。

我曾听一个治疗矮小症的专科医生说，有一个不到 10 岁的小女孩，乱吃增高药，不到一年就性早熟了，估计成年后身高也到不了一米四，这让医生恨得牙痒痒，恨骗子太缺德，恨家长太无知！家长们要注意，性早熟容易导致宝宝身材矮小，这是因为宝宝出现性早熟时，性激素提前大量分泌，生长激素也伴随大量分泌，使宝宝身高短期加速增长，导致宝宝早期身高暂时比同龄宝宝高。但由于性激素的刺激，骨成熟变早，骨骺会提前闭合，导致宝宝骨骼生长期缩短，身高发育过早停止，最终导致身材矮小。

目前市面上没有疗效确定的增高药物，也没有真正具有增高作用的保健食品，某些宣称具有增高作用的产品里多数非法添加了性激素。若家长认为宝宝身材矮小，应咨询矮小症的专科医生确定治疗方案，切忌乱买增高药。

另外，身高与遗传、内分泌、后天环境等多种因素有关。据测定一个人早晨和晚上的身高也不一样，而且总是早上刚起床时身高略高，能差 0.5 ～ 1.5 厘米左右。这是因为人的脊柱的椎骨之间都由椎间盘相连接。为了减少摩擦，椎间盘之间有帮助润滑的软骨，它的形态可以随受力的变化而变化：受压时可被压扁，除去压力又可恢复原状。由于椎间盘有上述特点，因此，人体经过一天的劳动或长时间的站立、行走之后，椎间盘会因重力作用而变扁，整个脊柱的长度会缩短，身高就会降低，经过一整夜的睡眠，椎间盘恢复原状，于是便出现了"早高晚矮"的有趣现象。有骗子就利用这一点来行骗，先让小朋友下午来量一下身高，然后服用所谓的增高神药，一周后让他早上来量，身高长了1厘米，家长被骗买了半年的药。面对有常识的骗子，家长们更要多长个心眼，别轻易就被人骗了。

获取维生素 D 和防晒，不可兼得

家长们都知道维生素 D 能促进钙的吸收，获得充足的维生素 D 是成功补钙的关键。而晒太阳无疑是获得维生素 D 最经济、最方便的途径。

但是，凡事有利有弊，晒太阳在让宝宝获得维生素 D 的同时，如果阳光中紫外线过强，或晒太阳时间过长也可能给宝宝的皮肤带来一些伤害。因此宝宝娇嫩的皮肤一定不能直接在太阳底下晒，很容易晒伤。晒伤的皮肤会出现红、肿、热、痛，随后出现水疱、脱皮，这不仅给宝宝带来一时的痛苦，而且也有研究表明，童年时代的皮肤晒伤会导致宝宝此后患严重皮肤癌的风险增加。所以，国外儿科医生和皮肤科专家不建议婴幼儿在阳光下直晒，建议外出必须涂防晒指数高的防晒霜，而且 6 个月以上的宝宝就需要为他考虑防晒产品了。那么如何为宝宝选择防晒产品，宝宝用了防晒霜该如何卸掉，万一晒伤要如何护理呢？

6 个月以上的宝宝就可以用防晒霜了

对于 6 个月以下的宝宝，美国食品药物管理局不建议使用防晒霜，因此最好的防晒方式是限制外出的时间，避免上午 10 点~下午 2 点间紫外线辐射高峰时外出。外出时给宝宝穿浅色、宽大、长而薄的衣裤，戴宽檐帽遮住脸、鼻、耳朵和脖子，使用遮阳伞或在婴儿车上罩遮阳篷以避免阳光直射宝宝皮肤。

6 个月以上的宝宝除了采取上述防晒措施外，还可以选择使用防晒霜。给宝宝选择防晒霜时要选既防 UVB（紫外线 B）又防 UVA（紫外线 A）、SPF>15 的产品。防 UVB 可预防皮肤被晒伤，防 UVA 可预防皮肤癌和皮肤老化。SPF 是防晒系数（Sun Protection Factor）的英文缩写，主要指防晒霜阻隔 UVB 的能力，表明防晒霜所能发挥的防止皮肤晒伤的强度。如 SPF15 是指 15 倍的防晒强度。假设一个人在没有涂防晒霜的情况下晒太阳 10 分钟后皮肤开始出现红斑，那么涂上 SPF15 的防晒霜后，可以保证她在晒太阳 150 分钟（10 分钟 ×15）后才可能被晒伤。防晒系数越大，防晒时间越长。

日常选用防晒系数在 15 ~ 50 之间的产品就足够用了。需要注意的是：其一，要避免选用含二苯甲酮的防晒霜，二苯甲酮会导致一些人产生皮肤过敏症状；其二，要避免选用含有维生素 A 棕榈酸酯的防晒霜，因为这个成分目前存在可能致癌的争议；其三，不要购买具有驱蚊效果的防晒霜，因为防晒霜至少需要出门前 30 分钟涂，而驱蚊液仅需要出门时才涂。

涂防晒霜前需要仔细阅读产品说明书，多数防晒霜要求出门前 30 分钟涂，每两个小时重复涂一次，即使阴天也不例外，因为云层只能遮挡 20% 左右的紫外线。游泳后或流很多汗后也需要重新涂抹防晒霜。一旦从户外返回室内，应立即清洗掉防晒霜，对于小宝宝而言，可以使用低敏、无刺激、宝宝适用的洗面奶或者宝宝沐浴露进行清洗。

有一种晒伤叫"日光性皮炎"

一个小宝宝因吃无花果和用无花果叶子泡的水洗澡后晒太阳导致双下肢严重晒伤，红、肿、起水疱，被医生诊断为"植物性日光性皮炎"，焦急的家长在微博上求助治疗手段，引起了大家的关注。那什么是"植物性日光性皮炎"？哪些植物会引发这种皮肤病？除了植物，药物会不会引起"日光性皮炎"？继续上文防晒的话题，为读者普及一下光敏性植物和药物的知识。

植物性日光性皮炎是指身体接触某些光敏性植物后，再经一定波长光线照射所导致的皮肤出现红、肿、痛、起疹子、发水疱等皮炎症状，在过敏体质人群中尤其容易发生。它的发生有两个必要的条件：光和光敏性植物。吃了光敏性植物或者皮肤接触了光敏性植物的汁液后，如果没有强光的照射，不会引发皮炎；如果有强光照射，皮肤上吸收或者吸附的光敏性物质就会和日光发生反应，进而引起裸露部分皮肤红肿、起疹子，继而引发日光性皮炎。

这些植物包括有野菜类的荠菜、苋菜、灰菜，以及气味浓郁的香菜、芹菜、茴香、香椿等。曾经有一个病人，午餐吃了几小段芹菜，正值正午阳光非常强烈时没打伞走了十几分钟的路，当天下午就感觉脸上又痒又痛，第二天到医院看皮肤科医生，得出的诊断就是植物性日光性皮炎导致的晒伤。除了上述蔬菜外，某些水果也属于光敏性的，比如柠檬、无花果等。

这些蔬菜、水果之所以能引起日光性皮炎，是因为它们都含有同一种成分——呋喃香豆素。呋喃香豆素是一种天然的光敏剂，这个成分本身不会对皮肤造成伤害，但当接触到紫外线 A 的照射时，便会产生光敏反应，进而导致皮肤被晒伤。市面上的柑橘类精油（如柠檬、甜橙、葡萄柚、佛手柑、橘等）中也普遍存在这种成分，因此使用这一类精油时也应该注意避免强光照射皮肤。

常见的光敏性药物包括：磺胺类抗菌药物（如复方新诺明）、噻嗪类降压药物（如氢氯噻嗪）、四环素类抗生素（尤其是多西环素）、喹诺酮类抗生素（如左氧氟沙星）、非甾体消炎止痛药（尤其是酮洛芬）、吩噻嗪类抗精神病药（如氯丙嗪）、感光剂补骨脂素、抗真菌药灰黄霉素和伏立康唑、治疗痤疮的维 A 酸类、抗抑郁的植物药圣约翰草、植物药补骨脂素等。在服用这类光敏性药物时，如果一天只是服用一次的话，作为药师我通常会建议病人睡前用，比如维 A 酸类。如果是一日多次服用的药物，我会嘱咐病人服药后尽量避免日光照射，不得已外出时，要注意防晒，比如穿长袖衣裤、戴宽檐帽子、戴墨镜、涂防晒霜等。

晒伤后的护理细则

即使防护充分也不能完全避免被晒伤，一旦不幸吃到这些光敏性植物和药物后被晒伤，该如何正确护理和治疗呢？

晒伤通常分为轻微晒伤和严重晒伤。轻微晒伤后的皮肤护理与轻微烧烫伤后的皮肤护理相似。治疗的主要目的是减少进一步的热损害，同时针对表现出来的症状进行相应的处理。

首先要避免继续暴露在强光直射之下，其次通过冷敷的方式帮助皮肤散热。冷敷可采用毛巾包裹碎冰块进行，每天 3 ～ 4 次，每次 20 分钟，也可用冷水浸泡晒伤部位，但不能用冰块直接冰敷。

若单独冷敷不能有效缓解肿痛，可以选择在晒伤后的 24 ～ 48 小时内口服布洛芬消炎止疼，每 6 ～ 8 小时服用一次。

最后建议使用低敏的润肤油，由此减少衣物摩擦对受损皮肤造成进一步伤害，同时也可以起到滋润皮肤的作用。切记，低敏的润肤油通常建议晒伤后 24 ～ 48 小时后再开始使用。

若有水疱，水疱部位应避免被刺破，可以轻柔地清洗后局部外涂莫匹罗星软膏预防感染，一日两次。若不慎弄破水疱，应清洁消毒后外涂莫匹罗星软膏，之后用无菌透气的纱布进行包扎，不要使用带粘胶的绷带等包扎，以免对晒伤后的敏感皮肤造成新的伤害。

晒伤后的皮肤应避免涂外用的激素类药膏（如尤卓尔等），这类药膏虽有减轻局部红、肿、痒、痛的作用，但不利于晒伤皮肤的修复愈合；晒伤后的 24 小时内也应避免使用含樟脑或薄荷的药膏（如薄荷膏等），这些成分可能会对晒伤的皮肤造成刺激，也会增加晒伤部位的血流导致肿痛加重。晒伤皮肤的自我修复至少需要两周左右的时间，因此只要耐心精心护理，晒伤后的皮肤会自愈，通常不会留下斑点，也不会留下疤痕。严重晒伤导致皮肤出现大疱或者患者表现出畏寒、发热、呕吐、脱水等全身症状时，一定要及时去医院看医生。

和晒伤处理方法相似的烧烫伤

烫伤是小儿常见的一种意外伤害，它和晒伤的家庭护理方法很相似，我也在本节一同介绍。

宝宝对外界存在的危险性认识不足，可又对世界充满好奇，什么事都想尝试探索一下。因此，如果家长不注意，宝宝又认识不到热水会对他们的身体造成伤害，很容易发生烫伤事故。

宝宝烫伤后，首先应用凉水冲泡他的烫伤部位。80% 以上的烫伤损伤是余热造成的，所以烫伤后要马上把烫伤部位放到凉水里冲，先对烫伤部位冲洗 20 分钟，冲掉余热。注意，去烫伤部位余热时不能直接用冰块敷，因为冰块容易给伤口造成二次伤害，但用毛巾包裹起来的冰块敷是可以的。用冲泡的方式能减少疤痕形成的概率。穿着衣服被烫伤的，先不要把衣服脱下来。将烫伤部位带着衣服泡在水里，将烫伤的皮肤和衣物互不粘连地脱离后，再用清洁的衣物将伤口盖上，然后就可以带受伤的宝宝去医院进行伤口处理了。宝宝烫伤后，很多家长会在宝宝的伤口抹大酱、酱油、牙膏或芦荟汁等物质。从专业的角度讲，我并不建议这样做，因为这样做会恶化症状。

送到医院后，烫伤科医生会根据宝宝受伤的程度，做相应的处理。如果烫得不是很严重，在家庭中护理烫伤的方式与前文提到的晒伤护理手段是一样的。

环境是最好的祛痱药

保持凉爽干燥，痱子自然消

痱子也叫热疹，是在高温闷热环境下，由于出汗过多、汗液排出不畅导致汗管堵塞、汗管破裂，汗液外渗入周围组织而引起的皮肤炎症。

天热长痱子是很常见的事情。宝宝因为汗腺发育不成熟，更容易长痱子。通常痱子可以自愈，不用特殊治疗，只需让宝宝处于凉爽的环境，给宝宝勤换衣物，保持其皮肤干燥凉爽就好了。

有一年夏天，天气很热，我带女儿去海边旅游。她平时在游泳池游泳的时候都戴着泳帽，去海里游时也坚持要戴，我就随她了，结果热得长了满头痱子。第二天，我们俩哪儿也没去，就在酒店房间里吹了一天空调，痱子便自然消下去了。所以，如果痱子不是很严重的话，只要把居室的温度降下来就会好。

常常有家长分不清痱子和湿疹，从而影响做出正确的护理和治疗。痱子通常是界限清晰的小粒状红色皮疹，严重的皮疹上有白色脓点。湿疹的疹子没有明显分界，边界不清，严重者有水疱，水疱破了还有液体渗出，并且疹子上不会有白色脓点。湿疹在治疗上除了要注意降低体表温度外，还需要保持宝宝皮肤湿润。痱子是因为闷热潮湿导致的，所以在治疗时，要首先降低体表温度，这一点和湿疹的治疗一样。但和湿疹需要皮肤保湿不同，痱子需要保持皮肤干燥才行。

痱子的药物护理法

宝宝长了痱子，经常会用手挠，这时如果家长护理不当，就会造成患处感染细菌，形成脓痱，面积大了就会有脓包，或者引起发烧，这就比较危险，需要带宝宝去医院治疗了。其实如果痒得厉害，一定要记得及时剪短宝宝的指甲以避免他抓伤自己，也可以外涂炉甘石洗剂止痒，但涂的时候要注意避开破损的皮肤。炉甘石洗剂只在皮肤表面起作用，基本不会进入血液被全身吸收，因此是比较温和的祛痱止痒药。

一般出水痘可以用炉甘石洗剂止痒，长痱子、蚊虫叮咬也可以涂，但炉甘石洗剂不是万能止痒药。尽管中文的药品说明书上写着可以用于湿疹，但我个人不建议用它涂湿疹。因为这个药是水剂的剂型，水在皮肤上蒸发会让皮肤变干燥，不利于湿疹皮肤的保湿，所以不利于湿疹的恢复。

疫苗是宝宝健康的保护伞

关于打疫苗的五个常见问题

在接种疫苗这件事上，最让中国家长左右为难的就是，宝宝去社区打麻疹疫苗，社区医生一定要确认宝宝吃了全蛋不过敏才给打针。麻疹疫苗通常建议接种年龄是 8 个月，但从喂养的角度讲，8 个月的宝宝吃全蛋还为时过早，应该是推迟到 1 岁后才吃全蛋，否则容易过敏。这事严格说来，真不应该让家长们这么纠结。国内外的麻疹疫苗成分都是从鸡蛋胚胎里提取的，疫苗的制备工艺差别也不大，都会有极其微量的鸡蛋蛋白残留，国外麻疹疫苗的说明书里却是这么写的：对于鸡蛋蛋白严重过敏的人禁止使用此疫苗。这里的严重过敏指威胁生命的过敏反应，也就是说，吃了或者接触到鸡蛋蛋白就会产生呼吸困难的这类过敏反应。而通常家长们自己在家用全蛋测试出来的宝宝嘴周发红、身上起疹子等都不属于严重过敏反应，也就不是麻疹疫苗接种的禁忌证，因此没必要在打疫苗前必须要求吃全蛋。因为这事让太多家长纠结，所以我们一直在网络上科普，建议不要用让 1 岁以下宝宝吃全蛋的方法来测试他对鸡蛋是不是过敏。

此外，曾经有人在微博上科普打针输液可能把玻璃渣输入静脉，存在导致肺栓塞或者静脉炎的风险，提醒患者减少不必要的打针输液。于是有家长无比担心地问我："宝宝要打那么多针疫苗，岂不是很危险？"事实上，一般输液是打到静脉里，药物就直接进到血管里了；疫苗不会打到静脉里面，而是用皮下注射或者肌肉注射的方式，使人体慢慢对它产生抗体。由这样的注射方式引起的常见副作用只是注射部位疼痛或肿胀，几天后会消退，不存在对静脉的伤害，家长们不必为此担心。

还有一些疫苗是减毒活疫苗，如预防结核的卡介苗，预防麻疹、风疹、腮腺炎和水痘的疫苗，以及一些日本乙型脑炎疫苗、口服脊髓灰质炎疫苗（糖丸），还有口服的轮状病毒疫苗，这些都是活疫苗。活疫苗的接种原则是，活的跟活的可以在同一天接种，不然的话就要间隔一个月。灭活疫苗的接种没有严格的规定，也没有相互之间的禁忌。

打完卡介苗后要去复查，去查体内有没有产生抗体。查的时候用结核菌素（PPD）做皮试，医生会通过皮试出来的皮疹大小，来判断宝宝体内是不是产生免疫应答了。在美国，宝宝是不接种卡介苗的，因为美国结核病发病率比较低，而且菌株经过这么多年也已经变异了。

中国各个城市计划内免疫的疫苗都是不同的，比如政府买单的疫苗，北京以前就不包括甲肝，现在就包括了；但在别的地区，还有不包括甲肝的。但是常见的一些，如乙肝疫苗，麻疹、风疹、腮腺炎疫苗，流脑疫苗，百白破，脊髓灰质炎，还有卡介苗，这些都是一样的，都是国家免费给接种的疫苗。

二类疫苗如何选择

通常家长最纠结的都是二类疫苗要不要打。二类疫苗就是需要自己掏钱的疫苗，一般包括肺炎疫苗、流感嗜血杆菌疫苗（Hib）、轮状病毒疫苗、水痘疫苗、流感疫苗这一类的。不同国家、不同地区，接种疫苗的种类和程序都不一样。

对于流感疫苗，美国推荐 6 个月以上的宝宝就可以接种，而且每年免费接种（见第 252 页附录 4 附表 4-3《美国疾病预防控制中心 2 岁前儿童疫苗接种推荐》的相关内容）。一般成人的剂量是 0.5 毫升，儿童剂量是 0.25 毫升。首次接种的儿童，要用儿童剂量打两次，当天接种一针，30 天之后再接种一针。

肺炎疫苗，有一种是七价结合型肺炎疫苗。这在美国以及其他很多国家是政府买单计划内的疫苗，它可以预防绝大多数的中耳炎和肺炎。目前肺炎疫苗在国外已经更新换代为十三价，仍然是政府买单的。国内还有一种二十三价肺炎疫苗，但制备工艺属于多糖型的疫苗，跟七价和十三价结合型的疫苗不太一样。它只适用于两岁以上体弱多病的宝宝、65 岁以上老年人、免疫功能正常的慢性病患者以及免疫低下的艾滋病病毒感染者，但不适用于健康宝宝。

脊髓灰质炎疫苗目前国内有两种剂型：一种是口服的活疫苗（糖丸的形式），这种是免费的；一种是打针的灭活的死疫苗，这种需要自费。很早以前，没有技术制造灭活疫苗的时候，大家都用口服活疫苗；有了灭活疫苗之后，国外就淘汰了口服的。为什么淘汰？因为有二十五万分之一的儿童口服了这个疫苗之后会得小儿麻痹症。但是中国还没有淘汰，所以中国的家长如果希望不花钱就只能选择口服的，但同时要承担二十五万分之一风险。如果选择口服的活疫苗，通常不良反应发生在第一次口服糖丸的时候，如果过后没有问题，接下来发生的风险就非常低了。有些家长一开始不知道口服的活疫苗有风险，吃了一次糖丸后知道了这种情况又担心了，又带宝宝去打针，这样换成打针也可以。

灭活的脊髓灰质炎疫苗通常包含在一种叫五联苗的疫苗里。这种疫苗是将百白破、流感嗜血杆菌和脊髓灰质炎五种疫苗合在一起打，可以减少给宝宝打针的次数。通常对于有经济实力的家长，我都会推荐他们打五联苗。五联苗相对来说价钱会高，但是，打五联苗就可以减少去保健站的次数。打针次数少，宝宝受的罪也少。

水痘疫苗，通常建议 1 岁以上的宝宝打。水痘病毒和成人的带状疱疹病毒实际上是一种病毒，所以得了带状疱疹的病人很容易把病毒传给宝宝；另外，有集体生活的宝宝，得水痘的机会也会相应地增加。

中国的轮状病毒疫苗和国外的不一样。国外有两种轮状病毒疫苗，都是口服的，通常都是建议在 8 个月之前接种完成，以后就不用再接种了。但是，国内疫苗的菌株不一样，所以会建议每年都接种。

宝宝用药最容易犯的 7 个错误

我国每年大概有 250 万人因用药错误或者药物不良反应生病住院，其中有高达 20 万人死于用药不当或者用药错误。中国药学会儿科药学纽的一项调查结果显示：在北京、上海、重庆等地的聋哑学校中，70% 的儿童是由于小时候用药不当而造成聋哑的。据 20 世纪 90 年代的一项统计显示，我国聋哑儿童达 180 万人，药物致聋占 60%，约 100 万人，并且以每年 2 万～4 万人的速度在递增。实际上，多数用药问题并不是药物本身质量不过关，而是由于选择或者使用药物不当造成的。在此，我总结自己的临床经验，给大家讲讲宝宝用药最容易犯的 7 个错误。

搞混药名，看错包装

《国家用药错误报告项目》统计显示，将近 1/4 的用药错误因搞混药名所致。例如，用于儿童退烧的泰诺林和用于儿童感冒症状的泰诺。泰诺林是单一成分的药品，有效成分是对乙酰氨基酚。泰诺（通用名：酚麻美敏）是复方成分药品，含 4 种成分，除了对乙酰氨基酚外，还含盐酸伪麻黄碱、氢溴酸右美沙芬和马来酸氯苯那敏。现在不主张给儿童使用复方感冒药，因为儿童感冒多由病毒引起，只需用退烧药将体温控制在 38.5℃以下，一般 5～7 天就可自愈。

对于儿童高烧不退，我们一般建议使用泰诺林，如果搞混药名选了泰诺，则可能烧没退下来，反倒给儿童带来嗜睡、乏力以及食欲不振等副作用，不利于恢复体力，反而使病程延长。

药品包装相似也是不容忽视的问题，尤其是同一家药厂生产的不同药品。例如，儿童常用药泰诺林滴剂、美林滴剂和艾畅滴剂，是同一个药厂生产的 3 种不同药品，但最近它们的外包装越做越像，不仅尺寸大小相似，连颜色都趋于一致。所以，家里备了同一药厂不同药品的家长也需格外小心，给宝宝用药前切记仔细核对，必要时找人核对，以免拿错药、用错药。

几种药同时吃，中西药混吃

很多家长都有一个错觉，以为药吃得越多，病好得越快，于是中药加西药，多种药一起服。事实上，无论中药还是西药，绝大多数药物进入体内要经由肝脏代谢灭活、肾脏排泄清除。由于儿童的肝肾功能还不健全，因此应尽量避免多种药物同时服用，以免造成肝肾损伤。

如果病情需要多药同服，也应该知道如何正确服用。例如，当需要中药和西药同服时，我们一般建议两种药物至少间隔 1 个小时服用。

多种药物同时服用时，还需注意各药物的有效成分，以避免重复用药，加重不良反应。再次强调，退烧用的对乙酰氨基酚成分同时存在于许多复方感冒药中（参见第 243 页附录 2《常见感冒药所含有效成分分析》），如果退烧的同时还服用复方感冒药，就有可能导致服用对乙酰氨基酚过量，造成肝损伤。再比如抗过敏的马来酸氯苯那敏成分在很多复方感冒药里也存在，成分列表里可能写的是氯苯那敏，如果家长们不知道俗称的扑尔敏就是氯苯那敏，给宝宝服扑尔敏的同时也服含氯苯那敏的感冒药，很容易造成扑尔敏过量，导致宝宝昏睡不醒，严重者可造成意识丧失。

弄错剂量

药品有不同的剂量单位，比如毫升（mL）、毫克（mg）等。有的时候，一些医生还喜欢用简写，这存在很大的安全隐患，在此提醒家长们一定要仔细识别。例如，抗过敏的西替利嗪滴剂，两岁以下儿童每次用的剂量是 0.25 毫升（相当于 2.5 毫克），有些医生喜欢写 2.5 毫克，如果把这里的 2.5 毫克错看成 2.5 毫升，那给孩子服用的量就达到中毒量了，严重者会导致儿童死亡，美国就曾报道过这样的例子。

泰诺林在中国市场上有两个浓度的产品，混悬剂的药物浓度是 160 毫克 /5 毫升，而滴剂是 500 毫克 /5 毫升，如果家长不仔细核对浓度，很容易给错剂量。

保健品当糖吃

保健品市场一直很红火，不少家长怕宝宝缺维生素或微量元素，选择给儿童服保健品。为了在口味上吸引宝宝，保健品的厂家把产品的口味做得很好，以至于不少宝宝把保健品当糖吃。例如，不少妈妈给宝宝海淘"小熊糖"，这是一种儿童型多种维生素，口味好而且外形可爱，孩子们很爱吃。国外报道过多个服用小熊糖过量的案例，都是儿童趁父母不注意误服导致的。

保健品吃多了也会中毒，提醒家长们要告诉宝宝这不是糖，要把保健品放在宝宝够不到的地方或者锁进柜子里。

滥用抗生素

宝宝感冒发烧，家长们首先担心发展成肺炎，于是给他们随意使用抗生素预防肺炎。事实上，感冒发烧没那么容易就发展成肺炎。抗生素可以用来治疗细菌性肺炎，但不能预防肺炎，预防肺炎可以考虑接种肺炎疫苗。滥用抗生素将增加抗生素耐药的概率，导致宝宝一旦真正需要使用抗生素时，抗生素不再起作用。

对于抗生素的使用，还有一些误区：其一，病好了立刻停用抗生素，没用够疗程也容易导致细菌耐药。其二，随意停用或频繁更换抗生素。抗生素治疗细菌性感染是个逐渐起效的过程，需要 2 ～ 3 天才能看出效果，并不是吃了一个剂量就能立竿见影，因此不要随意停用或频繁更换。其三，抗生素越新越好，一进医院就要求医生开三代头孢。事实上，抗生素没有谁比谁更厉害一说，不同的感染部位的致病菌不同，因此不同的抗生素针对不同的致病菌。比如皮肤软组织感染，一代的头孢就很有效。

中药纯天然，服中药安全

西药由于是经过临床试验才批准上市的，所以在试验过程中出现的不良反应都会在药品说明书中注明。中药由于是祖国医学文化的传承，没有特别严格的临床试验，因此药品说明书里的不良反应通常注明"尚不明确"。

"尚不明确"只表明没有可参考的临床数据，不代表安全。100% 植物来源的药物也不代表 100% 安全，要知道，很多西药最初的来源也是植物，比如阿司匹林。提醒家长们不要随意给宝宝吃所谓的"小中药"来强身健体，要牢记"是药三分毒"。

洋货一定好过国货

由于中国药品安全问题频出，导致家长们选择海淘药品，这里面其实存在很大的风险。

第一，由于语言障碍，很多家长无法了解海淘药品的真正用途和用法用量。比如"小蜜蜂"紫草膏，淘的时候商家可能会夸大它的疗效，说成是可以吃的万用药膏，但实际上，它在美国只用于提神醒脑、缓解疲劳，仅限两岁以上人群使用，每天最多使用 3 ~ 4 次，两岁以下儿童使用要咨询医生。它里面的主要成分提取自紫草科植物，美国食品药物管理局曾就它的口服补充剂发出过肝毒性的警告，因此外涂要避开溃破的皮肤才不会有肝毒性。

第二，由于对网上商家缺乏监管，很难保证海淘药品质量，也很难及时获得药品的不良反应信息。例如有人海淘了缓解出牙不适的药膏，成分列表里标明含苯佐卡因。事实上，因为这个成分可能会引起严重的高铁血红蛋白血症，所以美国食品药物管理局和中国国家食品药品监督管理总局都发出过警告：不要给两岁以下幼儿使用含苯佐卡因成分的药膏，应该选择牙胶或用手指按摩牙床来缓解宝宝出牙不适。

第三章

备孕怀胎是一门技术活

很多备孕女性和孕妈妈会认为自己用药会危害到宝宝，所以即使身体不适也一味硬扛，不敢用药。但事实上，虽然有些药物会危害胎儿，但是也有一些药物在备孕期和孕期使用是相对安全的。因此，感到身体不适，不要一味硬扛，及时就医、必要时在医生指导下选择安全的药品进行治疗才是正确做法。

备孕叶酸，你吃对了吗

备孕到早孕 3 个月吃叶酸，3 个月后吃复合维生素

有一次我值夜班，将近半夜时，窗口来了一个很帅气的年轻男士，他有些拘谨地问我："医生（又一个把药师误认成医生的人，我一两句话对他解释不清楚药师和医生的区别，只能随他叫了），你们这儿有爱乐维牌的叶酸卖吗？"

我以为自己听错了，就问他："你要买爱乐维还是叶酸？"

结果，他很确定地告诉我说："我要买叶酸，爱乐维牌子的。"

这下，我疑惑了，不由又问了一句："这个牌子的叶酸是医生推荐你买的吗？"

果然，他的回答是："不是，是我老婆的朋友推荐的。"

听到这儿，我心中有数了。

我告诉他："叶酸是一种含单一有效成分的维生素，会由不同药厂生产，因此会有不同的商品名，也就是你说的牌子，例如北京斯利安药业

生产的叶酸叫斯利安，北京鑫惠药业生产的叶酸则叫惠婷等。但据我所知，中国药品市场上没有爱乐维牌子的叶酸。你说的爱乐维，其实是孕期服用的一种复合维生素的牌子。这种药里面包含 12 种维生素、7 种矿物质和微量元素，如含维生素 A 1.2 毫克、钙 125 毫克、叶酸 0.8 毫克、铁 60 毫克等，它只是刚好包含叶酸这种成分，但并不是只含叶酸单一成分的药品。由于孕期复合维生素药片的片型通常比较大，吃进去胃里可能有不舒服的感觉，一般推荐怀孕的中后期服用，以避开孕早期的早孕反应。"

为他解释完这些后，我又继续问他："你为什么要买叶酸呢？"

他有点儿不好意思地说："我和我老婆计划要宝宝，听人说提前吃叶酸可以预防宝宝脊柱裂，所以打算买来一些备孕的时候吃。"

弄清了他买药的目的，我告诉他："我们药房有备孕时可以服用的普通叶酸片，每片含叶酸 0.4 毫克，一盒 31 片，健康备孕女性每天补充 1 片就可以，可以一直补充到怀孕后的头 3 个月。这种备孕时吃的叶酸片属于非处方药，不需要医生开写处方就可以直接在药房或者药店买到。头 3 个月过后，胎儿对维生素的需求量会增加，这时候通常会建议把叶酸换成孕期复合维生素，也就是爱乐维这类的药品。

"当然，孕期复合维生素不是只有爱乐维这一个牌子，还有其他牌子的，比如玛特纳，它们的作用都差不多。这类孕期复合维生素中通常含叶酸 0.8 毫克或者 1 毫克，服用它的时候就不需要再额外补充叶酸了。通常情况下，医学上认为健康备孕或者孕期女性每天补充 0.4 ～ 1 毫克的叶酸是安全的。之前怀过神经管畸形（脊柱裂）宝宝的女性以及家族中有过神经管畸形宝宝生育史的女性，叶酸的补充量会大些，需要每日补充 5 毫克。药房里也有每片含 5 毫克叶酸的叶酸片卖，但这种叶酸是给我前面说到的那几种有特殊孕产史的女性用的，属于处方药，要凭医生的处方在医生的指导下服用。"

"我老婆身体很健康，我们没有这类的家族病史，以前也没有生过宝宝，我们不需要每片含 5 毫克叶酸的叶酸片。"他听完我的解释，迫不及待地向我说明了他妻子的身体状况。

"那 0.4 毫克的叶酸就适合你妻子，你要买几盒？"我直截了当地问。

"我给我老婆打个电话，是她让我来买爱乐维牌叶酸的，既然你说没有，我得把你告诉我的情况和她说一下，看她是不是还要买。"说完，他走到旁边去打电话了。

通常每天服用叶酸 0.4 毫克即可

过了一会儿，他再次回到窗口，让我卖给他一盒 0.4 毫克的叶酸。

"一盒只够吃一个月，通常一对健康的夫妻如果没有避孕，一年之内怀孕的概率也就 80% 左右，因此备孕这件事需要时间和耐心。你可以考虑多买两盒，怀上了还要继续吃呢，况且，这个药也不贵。"我给了他一个数量上的建议。

"那给我三盒。"他很爽快地同意了。

"如果三盒吃完了还没怀上，需要继续吃吗？长期吃会不会对身体有伤害？"他的问题又来了。

这真是个很体贴妻子的老公，这么细致的问题都问出来了。其实，备孕期间可以一直吃叶酸，因为这是一种我们身体日常需要的维生素，普通人从饮食中获取就够了，孕期由于胎儿也需要，所以孕妈妈要额外补充，而且叶酸补充剂中的叶酸比食物中的叶酸能更好地被身体吸收利用。每天 0.4 毫克的叶酸补充量不会对身体造成伤害，强调怀孕前就要开始吃是为了使备孕女性体内的叶酸维持在一定的水平，以保证胎儿早期有一个较好的叶酸营养状态。有研究表明，女性在服用叶酸后，要经过 4 周左右的时间才能改善体内叶酸缺乏的状态，因此，在怀孕早期，也就是胎儿神经管形成的敏感期，只有足够的叶酸才能满足神经系统发育的需要，而且要在怀孕后的头 3 个月坚持吃才能较好地预防神经管畸形。

　　我向他详细说明这些情况后，拿了三盒药给他，交代他提醒妻子每天在固定时间吃药，最好选择一个容易记住的时间，也不用太在意是饭前吃还是饭后吃，因为这个药的吸收与饮食关系不大。他拿了药，向我道过谢，表情轻松地去收银台付费了。

购买叶酸，选国药准字号有保障

　　这次提供用药咨询的经历给我留下了很深的印象，不仅因为这位男士的细心体贴，还因为这件事暴露出了人们日常的一个用药隐患：在生活中，当我们需要用药时，大多数人会下意识地按照家人或者朋友的建议去做，但是家人和朋友的建议是不是正确呢？很多人都不会做出进一步的思考。就这个例子而言，如果这位男士随便去了一家药店，听信朋友的推荐买了爱乐维，他的妻子就有可能在备孕阶段吃了孕期复合维生素。虽说这倒不一定会对身体造成伤害，但这类药比叶酸要贵很多，浪费钱财买不必要的药品就很不值了。另外，药店里既卖每片 0.4 毫克的叶酸，也卖每片 5 毫克的叶酸，如果买药的人不够细心，卖药的人也不够专业的话，健康人买了 5 毫克叶酸来备孕就会有药物服用过量的风险。那需要用药的时候到底应该询问谁呢？药品是专业性非常强的产品，最好还是听医生或者是药师这类专业人士的意见，以免被朋友或者亲戚误导。

当然，现在绝大多数人安全用药的意识还是加强了，就拿吃叶酸预防宝宝神经管畸形这件事来说，不少网友听了周围人的意见后，还是会在微博上咨询我："市场上叶酸的牌子很多，有国药准字号的产品，也有药瓶上有小蓝帽标志、下面写保健食品的产品，我到底应该吃哪个牌子的？"作为药师，我建议选择有国药准字批准文号的产品，至于如何选择品牌这件事，严格说来，只要是从正规药店买到的正规药厂生产的产品，质量差别并不大。

之所以推荐有国药准字号的叶酸，是因为这类叶酸是按照严格的药品批准上市程序审批的，上市销售前做过一系列的临床试验。还有更重要的一点，作为在市场上销售给老百姓的药品，在生产过程中也有着非常严格的操作规程和规范，是受到国家食品药品监督管理总局严格监管的；而带有小蓝帽标志的这一类保健产品，上市前的试验和在生产过程中的质量监控则不如药品严格。

正因如此，我们才会经常从媒体上看到或者听到，某某保健食品里违规添加了什么不良成分，或者某某保健食品质量抽查发现只含淀粉不含标示的有效成分等负面报道。出于安全角度考虑，也为了真正能够有效预防宝宝神经管畸形，我推荐备孕女性或怀孕早期的孕妈妈们选择吃带有国药准字号的叶酸，也就是药盒上印有"国药准字 ××××××"的叶酸。

别轻易对胎儿宣判死刑

很多育龄女性，因为一些小病吃了药，或者单位组织体检，去照了X光，过了月经该来的日期才发现自己的"大姨妈"迟迟不来。去医院检查，被告知意外怀孕了。这真是一个让人又喜又惧的消息！为什么她们会惊惧呢？是因为将有一个很大的问题困扰她们：怀孕早期吃了药或者照了X光，这个宝宝还能不能要？

孕早期照X光或吃药，要么导致流产，要么全无影响

去医院问医生，如果遇到的是个不负责任的医生，他可能想都不想就会建议打掉宝宝；如果遇到的是负点责任的医生，他通常会想着去查查药品说明书，但中国的药品说明书上通常都只是标明"禁用"或者"慎用"，这些警示并不意味着孕妈妈吃了这些药胎儿一定会畸形，可有时医生为了保护自己，可能就会直接建议吃过这类警示药品的孕妈妈将宝宝打掉。这样做，真的对吗？

事实上，国外大量的临床证据表明，孕早期（注意：这里特指孕4周之前，也就是从末次月经第一天开始往后数28天的时间内）用药或者接受了X光照射，对肚子里的宝宝的影响只有两个结果：第一种结果是宝宝接受了全部不利影响，自然流产；第二种结果是宝宝没有受到不利影响，自然正常生长下去。

这就是目前国际上公认的孕早期"全或无"的理论。也就是说，在孕4周之前用药或者照X线，不会出现人们所担心的生出畸形宝宝的结果。

因为在早孕阶段（即孕 4 周之前），精子和卵子才刚刚结合，正忙着在子宫安营扎寨呢。这个时候，受精卵只是进行了简单的细胞分裂，实现了相同细胞数量上的增加，但还没分化出不同的细胞，也没分化出组织和器官，既然还没分化出器官，也就谈不上形成器官上的畸形，所以根本不会生出人们所担心的畸形宝宝。另外，胚胎在细胞分裂过程中，有一个自我纠错功能，如果细胞分裂顺利，胎儿就会健康成长下去，如果细胞分裂不顺利，宝宝就会被自然淘汰掉。

很多人，包括有些医务人员，都不一定懂得这个道理，一听说怀孕早期吃了药或者照了 X 光，就建议把胚胎打掉，由此产生了很多人间悲剧，很多孕妈妈为了保险起见，听从医生的建议把胎儿打掉，其实打掉的却是健康的胎儿。有些人打掉胎儿后身体还能恢复，可以再怀上宝宝，但有的人运气很不好，很可能就再也怀不上了。

还是要强调一下，这里说的情况是在孕 4 周前，意外怀孕的状况下吃过药或者照了 X 光，如果胚胎没有被自然流产流掉的话，可以考虑按照"全或无"的理论来保留宝宝。但对于计划怀孕以及备孕中的夫妻，为了避免因吃药或者照 X 光导致自然流产的情况发生，应该在每次吃药前或者照 X 光前先做是否怀孕的检测，确认没怀孕再照 X 光。还有，保险起见，照过 X 光后的 3 个月内应该避免怀孕，包括男女双方。

紧急避孕药不会造成胎儿畸形

每个人在生活中都会遇到这样或者那样的不如意，就拿生孩子这事来说，有些人想要宝宝，整天盼着自己怀孕，有时甚至要吃药治疗不孕，折腾好久宝宝都不来；而有些人不想要宝宝，偏偏吃了紧急避孕药也挡不住宝宝找上门来。临床上常会有女性房事后吃了紧急避孕药，结果还是怀孕了，那这个宝宝能要吗？

回答这个问题之前，先了解一下什么是紧急避孕药。紧急避孕药的主要成分是孕激素左炔诺孕酮（比如大家熟知的毓婷）。这类药主要通过抑制卵巢排卵、阻止精子与卵子结合、防止受精卵在子宫着床来起到避孕的作用。它的用法是房事后 72 小时内尽早服用一片（0.75 毫克），12 小时后服第二片；或者两片（1.5 毫克）一起服用，目前市场上已经有了 1.5 毫克一片的紧急避孕药，比如金毓婷，吃一次就可以了。服后两小时内如果发生呕吐的话，应立即补服。

吃了毓婷也怀孕的人常常会怀疑自己可能吃到了假药，怎么吃了药还能怀孕呢？

事实上，这类药的避孕成功率并不是 100%，而是在 80% 左右，所以女性在服用这类药物后，还是存在 20% 的怀孕概率。如果服用的药物没能成功抑制卵巢排卵，没能阻止住精子和卵子的结合，也没拦截住受精卵在子宫着床的话，那根据上述早孕期"全或无"的理论，这种情况下怀上的宝宝如果没有流产，完全是可以保留的。

这个理论给我们传递了一个信息：如果不是明确地吃了孕期禁用的药，不要轻易做出终止妊娠的决定，要顺其自然，静观其变。因为即使担心万一有什么问题，也可以随后通过医疗排畸检测手段进行排除。现在的产科检测技术已经相当成熟了，能通过 B 超、羊水穿刺以及各方面的检测手段监测胎儿发育情况。万一检测出胎儿发育出现了什么问题，再去终止妊娠也还来得及，不要轻易地对一个生命宣判死刑。

远离三类药，给宝宝最好的保护

在早孕期，99%的药物都适用于我前面提到的"全或无"的理论，未必会给胎儿带来伤害，但不容忽视的是，确实存在几种不适用于这个理论的特例药物，这些药物包括利巴韦林、异维 A 酸（曾用名：异维甲酸）以及预防麻疹、风疹、腮腺炎的疫苗。由于这些特例药物在人体内的清除半衰期长，身体要把药物完全从体内排出需要很长的时间，有时甚至是几个月的时间，同时这些药物又明确致畸，所以不仅孕妈妈，连备孕期女性也绝不可接触，否则药物残留在体内会增加胎儿畸形的风险。

即使接触 1% 的利巴韦林，也存在致畸风险

有一段时间，微博上不断有网友询问我：利巴韦林是抗生素吗？能用它治疗病毒性上呼吸道感染吗？这个药治疗轮状病毒安全吗？从那时开始，我才意识到这个药在国内滥用相当严重，有必要讲一下这个药在国外的使用情况以及它的副作用。

利巴韦林俗称"病毒唑"，就因为俗称里带有"病毒"二字，就把大部分中国人带沟里去了，以为它对什么病毒都管用，于是就滥用这个药治疗各种病毒引起的病。这里说说它在美国的使用情况，或许会对我们有些启示作用。利巴韦林是一种抗病毒的老药，不属于抗生素，在美国没有针剂，只有雾化吸入和口服两种给药方式。其中雾化方式美国食品药物管理局只批准它用于呼吸道合胞病毒引起的重度下呼吸道感染，尤其是早产儿、有肺部基础疾病的住院病人的感染，通常不用于治疗普通

上呼吸道感染，也就是我们常说的病毒性感冒。另外，利巴韦林的口服方式美国食品药物管理局批准它与干扰素联合使用治疗慢性丙型肝炎，不推荐给 3 岁以下的幼儿使用。

　　普通病毒性感冒和轮状病毒感染等属于自限性疾病，也就是可以自愈的疾病，通常不主张使用抗病毒药物。一般治疗选择是对症支持疗法，出现什么症状就治疗什么症状，所以利巴韦林并不适用于治疗这些疾病。

　　由于利巴韦林是老药，对它的临床研究很多，因此收集到的副作用也很多。用于儿童常见的副作用包括：厌食、失眠、贫血、头疼等。除了常见的副作用，美国食品药物管理局关于这个药有严重副反应的警告，其中第一条就是：对胎儿有致畸性！即使接触低至 1% 的治疗剂量也会产生明显的致使胎儿畸形的可能性。因此育龄女性及其性伴侣应该在使用这个药的 6 个月内避免怀孕。怀孕中的医务人员也应避免为病人操作利巴韦林的雾化吸入。

　　鉴于其诸多需要监测的副作用，在美国它是处方药，必须凭医生处方购买并且在医生和药师的指导下使用，同时美国食品药物管理局要求医生给患者开这个药物时，必须提供给患者一份美国食品药物管理局审核批准的患者用药教育资料，这份资料用通俗的语言告诉患者服用时的注意事项。

　　由此可见，备孕女性及怀孕 6 个月以内的孕妈妈绝对不可以接触利巴韦林。如果有医生为你开具这种药物，你可以尝试着和医生沟通以上信息。就曾经有微博上的粉丝和我说过，她和医生交流时，谈到这些，医生非常谨慎地为她换了药物。可见，我们自己掌握一些用药常识，主动保护自己，是多么重要。

　　目前国内还有一种利巴韦林滥用的现象不容忽视，即使孕妈妈不直接使用药物，也可能会从别的途径接触到。曾经有网友在微博上告诉我一个触目惊心的现象，即某些幼儿园为了预防手足口病，在每天晨检时给小朋友们喷利巴韦林，这是让人非常震惊的事情。看了前文你肯定已经意识到幼儿园不应该给小朋友每天喷利巴韦林，因为它不是一个预防性药物，不能像疫苗一样来预防疾病，同时也可能会对小朋友的健康造成伤害。另外，幼儿园里已经怀孕的老师和备孕的老师，要是不知道这种药对她们以及宝宝的潜在危害，每天给自己班级里的小朋友喷这种药，会给她们带来灾难性的伤害。不仅如此，这种滥用还会造成另外一种潜在危害：在幼儿园每天喷了利巴韦林的小朋友回家之后，如果密切接触了正在备孕或者已经怀孕的妈妈，都可能会对胎儿造成影响。

口服异维 A 酸类祛痘药后，需避孕 3 个月

对于我们爷爷奶奶那一辈人来说，由于他们的青春在战火中度过，因此很多人的记忆里会有着难以忘怀的战斗的青春；而对于生活在和平年代的我们来说，虽然没经历过战火硝烟，但很多人的记忆里也会有难以忘记的有关"战痘（青春痘）"的青春，此"痘"非彼"斗"，但当恼人的青春痘反反复复、生生不息时，同样折磨人。当单纯清洁皮肤以及控制饮食解决不了青春痘时，爱美的青年男女们往往会寻求药物的帮助。异维 A 酸类药物便是治痘的药物之一。它是维生素 A 的衍生物，在全球已上市 20 余年，是治疗青春痘的有效药物，包括口服制剂异维 A 酸胶丸（曾用名"异维甲酸"）和外用制剂维 A 酸（曾用名"维甲酸"）、异维 A 酸。该类药有明确致畸胎作用，可导致胎儿自然流产或者新生儿先天性缺陷，包括神经畸形、颅面部和心血管畸形等。如果不是患有结节囊肿性青春

痘之类的重症或者出油特别多，一般不需要口服异维 A 酸类药物（如泰尔丝），尤其是育龄女性。不得不口服异维 A 酸胶丸时，服药后 3 个月内不能怀孕。外涂维 A 酸、异维 A 酸药膏时，停药的时间可以稍微短点，但也需要停药 1 个月以后才可以考虑怀孕。

　　口服异维 A 酸胶丸一次的剂量就足以导致胎儿畸形，因此美国食品药物管理局推行的防范措施包括以下三种：第一，此药只能凭医生的处方购买，而且医生开出的处方有效期仅为 7 天，超过 7 天再去取药时，药师会拒绝发药并告知病人重新看医生开处方；第二，患者到药房取这种药时，必须提供有效的未孕证明才可以拿药；第三，患者必须在用药前后 1 个月和服药期间采用 2 种以上避孕方式（如口服避孕药 + 戴避孕套）避孕。但这种药在我国的一些药房却可以不用处方就买得到，实在令人担扰。

接种麻疹、风疹、腮腺炎疫苗，3 个月内不宜怀孕

　　接种麻疹、风疹、腮腺炎三联减毒活疫苗后，3 个月内是不能怀孕的。

　　风疹又叫德国麻疹，它是由风疹病毒引起的急性呼吸道传染病，常见于儿童，成人也会得这个病。它对孕妈妈影响非常大，可导致流产、早产、胎死腹内。侥幸存活下来的胎儿，也多为低体重儿，而且还可能伴有多种先天性疾病，如白内障、视网膜病变、心内膜炎、溶血性贫血、聋哑、智力障碍等，感染此类病毒的婴儿 1 年内死亡率高达 10% ~ 14%，有些疾病甚至延迟至数年后才显现出来，被总称为先天性风疹综合征。因此，孕妈妈一旦不幸感染了风疹，通常不得不痛苦地放弃胎儿。

　　其实，风疹是可以预防的。除了减少与风疹病人面对面的接触、保

持室内空气流通、加强户外锻炼等措施外，育龄女性接种预防风疹的疫苗是最有效的方法。接种一次，免疫力可以持续 5 年以上。

按照国际优生优育标准，青春期女孩如果血液化验风疹病毒抗体 IgG 呈阴性，要进行风疹疫苗接种；育龄女性孕前检查时也要检查风疹病毒抗体 IgG，如果是阴性结果同样要进行接种。我之所以将麻疹、风疹、腮腺炎这 3 种疫苗写在一起，是因为目前在国内没有单独的风疹疫苗，一般一打就是麻疹、风疹、腮腺炎三联减毒活疫苗或者麻疹、风疹二联减毒活疫苗，通常用于幼儿的预防接种，在预防保健科应该可以获得。

如果你备孕时血液化验提示风疹病毒抗体 IgG 阴性，你可以注射麻疹、风疹、腮腺炎三联疫苗获得抗体，但一定要在接种 3 个月后备孕。因为这个疫苗属于减毒活疫苗，病毒还有一定的活性，接种后大约需要 3 个月的时间活病毒才能完全从人体清除，因此注射风疹疫苗后 3 个月内不宜怀孕。另外，孕妈妈一旦接种风疹疫苗，将会和感染风疹病毒一样对胎儿造成不良的影响，所以，孕妈妈千万不能接种风疹疫苗。说到这儿，可能大家对接种疫苗比较谨慎了，担心宝宝接种这种疫苗会不会有严重不良反应。不会的，这个疫苗虽然是活疫苗，但它是减毒的，只是可能对孕妈妈肚子里的宝宝造成致畸的影响，不会对出生后的宝宝有影响。

那是不是孕期什么疫苗都不建议接种呢？也不是。有两种疫苗目前还是主张孕妈妈接种的。其一是狂犬疫苗，如果孕期不幸被狗咬了，一定要及时就医去接种狂犬疫苗。一个理由是这个疫苗是死疫苗，不会对肚子里的宝宝造成影响，还有一个更重要的理由可能大家都知道，狂犬病一旦发病，病死率100%，没有任何药物以及医疗手段可以治疗，因此必须提前接种疫苗来预防得上这种可怕的疾病。另一种疫苗是流感疫苗，这是一种死疫苗,不具有引发流感的活性。目前越来越多的医学证据表明,孕期接种流感疫苗的受益要明显大于风险,不仅保护孕妈妈,也保护腹中胎儿。

高效备孕新主张：排卵试纸 + 好心情

排卵试纸，帮你准确测定排卵期

想要宝宝的女性如果要提高怀孕概率,测定排卵期就很关键了,而要测准排卵期,排卵试纸作为新式武器,是个很好的帮手。下面逐一介绍排卵试纸的检测原理、检测时机、使用方法和检测结果解释。

女性在每个月经周期中,尿液中的促黄体生成素（LH）会在排卵前 24 ～ 36 小时内出现高峰值,使用排卵试纸较为准确地检测到 LH 达到峰值水平后的 24 小时内同房,可以大大地提高受孕几率。

每位女性的月经周期天数不同,在检测时可参考表 3-1《排卵按周期检测表》找到自己开始检测的日期。先在表上找到自己的月经周期天数,然后在下一行"开始检测日"栏找到相对应的开始检测日。举例来说,如果女性的月经周期是 27 天,表上相对应的开始检测日是第 10 天,那就意味着在月经来潮的第 10 天才开始使用排卵试纸检测排卵,每天测一次,直到试纸上显示的红色条带颜色逐渐转深,当将要出现接近高峰值的较深颜色时,应每隔 12 小时测试一次直至检测出 LH 高峰值。排卵发生在强阳转弱阳的 24 ～ 36 小时内。正常的女性每个月都会排卵,一个卵子在卵巢内成熟后，从卵巢排出，然后被运送到输卵管内等待受精。精子在女性生殖道内可存活 1 ~ 3 天，而一个卵子适宜受精的时间只在排卵后 1 ~ 1.5 天内，因此在排卵前 2 ~ 3 天及排卵后 1 ~ 2 天同房都容易受孕。

表 3-1　排卵按周期检测表

月经周期	21 天	22 天	23 天	24 天	25 天	26 天	27 天	28 天	29 天	30 天
开始检测日	第 6 天	第 6 天	第 7 天	第 7 天	第 8 天	第 9 天	第 10 天	第 11 天	第 12 天	第 13 天
月经周期	31 天	32 天	33 天	34 天	35 天	36 天	37 天	38 天	39 天	40 天
开始检测日	第 14 天	第 15 天	第 16 天	第 17 天	第 18 天	第 19 天	第 20 天	第 21 天	第 22 天	第 23 天
备注	若月经周期天数少于 21 天或多于 40 天请询问专科医生意见									

和早早孕试纸一样，排卵试纸检测的也是人的尿液。一天之内的尿液都可以检测，但通常不使用晨尿，这和早早孕试纸不同，女性们要特别注意。收集尿液的最佳时间是早上 10 点至晚上 8 点，在连续几天的检测过程中，应尽量每天固定同一个时间检测。收集尿液前两小时内应减少水分摄入，因为稀释了的尿液会妨碍 LH 峰值的准确检测。对于盛尿的容器没有具体要求，只要洁净、干燥就可以。操作方法：打开铝箔袋，取出检测试纸（注意：不能使试纸条受潮或用手触摸反应膜，罐装试纸条取出试纸条后要立即把罐盖盖紧），将试纸条有箭头标志线的一端插入尿液中，浸没至少 3 秒钟（注意：深度不可以超过标志线横线），然后取出平放，开始计时观察测试结果。

阴性结果：出现一条红色条带，即对照线显色，检测线不显色，表示无排卵；出现两条红色条带，检测线比对照线明显色浅，表示尿液中 LH 尚未出现峰值，必须持续每天测试。

阳性结果：出现两条红色条带且检测线等于或深于对照线的显色。表明已出现 LH 峰值，表示将在 24 ～ 36 小时内排卵。

无效结果：当对照线区内未出现红色条带，表明试验失败或试纸条失效。在这种情况下，应该再次仔细阅读说明书，并用新的试纸条重新测试。

注意：一定要在 10 ～ 30 分钟内观察测试结果，30 分钟后的结果判定无效。

放松的心情胜过所有促孕药

对很多现代女性来说，长辈的期待、工作的压力、对环境污染和食品安全的担忧等，常常让备孕过程缺少了一些应有的幸福感，多了些许焦灼。在微博上我曾经遇到过一个备孕妈妈问我说："冀老师，请问口服叶酸片会不会造成月经不调、月经提前和不容易受孕啊？"我当时的回答是："目前没有证据表明叶酸会造成月经不调或受孕困难。备孕阶段要放松心情，顺其自然，过分关注月经情况会造成精神压力，紧张的情绪反倒不容易受孕。"大家可以看出，相对于叶酸的副作用本身，我觉得她的焦虑更影响受孕。现代医学表明，一对健康的夫妇如果不避孕的话，一年内怀孕的概率是 80%，换句话说，有 20% 的夫妻还得在下一年继续努力，不要过分关注造人这事儿。

很多女性在漫长的备孕过程中，因为不断受孕失败产生了焦虑，这种焦虑带来的生育障碍丝毫不亚于吃禁忌药物。例如我身边的一个朋友一直非常想要宝宝，她由于担心只测基础体温会测得不准，所以就采用了排卵试纸，她说自己每天看排卵试纸，检测排卵时间，几次受孕失败之后，测试排卵便成为了她每个月生活的重心，每天就想着用试纸测怀没怀孕，测了是阴性心情就很不好。上班也总想着这事情，总觉得一天天的很难熬。自己也觉得这样紧张没什么好处，却控制不住自己。

其实，在备孕的过程中，心情最为重要，顺其自然，精神状态轻松才可以增加成功的概率。如果孕前检查看过医生，确认双方身体都很健康，那就别老是想着这回事！宝宝会选择最适合他自己的时间来临的。

补铁补钙，食补胜过药补

网络上，经常会有孕妈妈通过微博向我抱怨，说她们去医院，医生根本不解释，直接给她们开出来一堆补充维生素的药品，其中有孕期复合维生素，还有钙剂或铁剂等。不是说复合维生素里已经含有铁和钙了吗？还应该额外补充吗？她们满腹疑问，问医生又怕医生嫌烦给脸色看，拿回家又不敢轻易吃，不得已在网络上求助于我。

复合维生素 + 食补适合大多数孕妈妈

遇到这种情况，我也挺无奈的。少数情况下，医生可能通过孕妈妈的临床症状或验血结果，诊断出孕妈妈缺钙或贫血，会建议这部分孕妈妈吃复合维生素同时再额外补充钙剂或者铁剂，这个时候二者一起补是可以的，只是可能门诊的病人量太大，医生没有太多时间为孕妈妈解释清楚。但多数情况下，如果孕妈妈没有明确的缺钙贫血表现，联合服用这些补充剂是不必要的，只要补充复合维生素，然后再进行适合的食补就可以了。

在卫生部公布的《中国居民膳食指南》（2007）（以下简称《指南》）里，有这样一段话："孕期女性与非孕期女性相比，对能量和各种营养素的需求量都要多一点，尤其是钙、铁、叶酸、维生素 A 等多种微量营养素。为满足孕期这种需求的增加，孕期的食物摄入量要相应增加，力求食物种类多种多样，营养齐全。因各种原因从食物中不能满足营养素需要时，可在医生指导下合理使用营养补充剂。"由此可见，营养素的需求应先从食物中获得。合理饮食和均衡营养是胎儿健康发育成长所必需的物质基础，也是预防和治疗贫血、抽筋以及妊娠糖尿病等孕期常见病症的健康方法。

不是所有贫血孕妈妈都必须吃补剂

一般孕妈妈如果孕前没有贫血症状，身体里的铁元素和血红蛋白是足够自身使用的。但是胎儿在发育过程中，也需要吸收大量的铁元素和血红蛋白，所以可能会造成孕妈妈体内铁元素和血红蛋白含量不足。应该说，孕妈妈出现贫血问题也属于正常现象，这时，要首先考虑通过饮食来补铁。

多吃含铁丰富的食物可以有效预防和纠正孕妈妈的贫血状况，《指南》建议孕妈妈每天摄入 60 毫克的铁元素，含铁丰富的食物包括动物血、肝脏、瘦肉等动物性食物，以及黑木耳等植物性食物。其中，动物性食物中铁的吸收利用率要高于植物性食物，因此应多吃含铁丰富的动物性食物。

如果孕妈妈单靠含铁丰富的食物不能纠正贫血时，那就可以诊断缺铁性贫血了。《2002年中国居民营养与健康状况调查》结果显示，孕期缺铁性贫血仍然是我国孕妈妈的常见病和多发病，发生率约30%。若孕妈妈患缺铁性贫血，可以在医生的指导下额外补充铁剂，如硫酸亚铁、富马酸亚铁、多糖铁复合物、右旋糖酐铁等。选择其中一种进行补充就可以。同时，为促进铁剂的吸收和体内利用，建议孕妈妈吃铁剂的同时多吃含维生素C丰富的食物，比如橘子、橙汁等，例如用橙汁送服铁剂就会使铁的吸收量提高。相反，像牛奶、咖啡、茶等则会阻碍人体吸收铁剂，因此应该避免铁剂与这些食物同时服用。

孕20周开始，请每天补钙

怀孕早期，宝宝处于组织和器官的分化阶段，对钙的需求量并不多。进入孕20周后，宝宝骨骼生长加快，开始对钙的需求量增多。孕28周宝宝骨骼开始钙化，对钙的需求量更多。《指南》推荐孕妈妈每天应摄入1200毫克的钙质。如果此时孕妈妈体内钙质不足，腹中宝宝会本能地从妈妈骨骼中吸收足够的钙质，这样可能会造成孕妈妈骨质疏松。

据报道，吃传统中餐不喝牛奶的孕期女性，产后骨密度比同龄非产妇下降16%，并且孕期缺钙也会增加患妊娠高血压综合征的风险。因此，孕期应该多吃含钙丰富的食品，尤其是孕晚期更要注意补钙，吃一些牛奶、酸奶、豆制品等含钙丰富的食品，同时也要兼顾到维生素D的补充，因为维生素D可以促进钙的吸收。富含钙的食物包括：豆类、牛奶、奶酪、杏仁、酸奶、豆腐、豆奶、西兰花等。富含维生素 D 的食物包括：
D 强化牛奶、酸奶、鱼肝油、三文鱼、金枪鱼罐头、沙丁鱼罐头、鸡蛋等。

　　当孕妈妈单靠吃含钙丰富的食物不能满足身体对钙的需求时，可以
在医生的指导下额外补充钙剂，如碳酸钙、枸橼酸钙等，钙补充剂的配
方中通常含维生素 D，以促进钙质的吸收。不少孕妈妈担心补钙补多了
会导致难产，她们认为"钙片吃多了，宝宝的头会变硬，到时候不好生"。
事实上，孕期补钙充足确实会使胎儿骨骼变硬，但宝宝头上的颅缝与囟
门间都有软组织遮盖，使宝宝的头形具有可塑性，因此不会因为孕期补
钙而增加难产的概率。作为普通孕妈妈，每天除正常的膳食以外，再额
外地补充 500 ～ 600 毫克钙片比较适宜。

　　另外，女性产后还应该坚持补钙，特别是在哺乳期。如果哺乳期妈
妈体内钙质不足，妈妈体内血钙就会降低，导致骨头里的钙质游离出来，
容易发生骨质疏松。很多妈妈抱怨产后落下"月子病"，整天腰痛，其实
很可能就是缺钙导致的。

　　补充一点，大多数孕妈妈在孕早期早孕反应比较厉害，孕吐严重，
而铁剂或钙剂这类补充剂一般是片型很大的片剂或胶囊，孕早期有孕吐
反应的孕妈妈接受起来比较困难，所以即使需要额外补充钙剂和铁剂，
通常也是推荐过了孕吐反应阶段后再吃。

轻微孕吐调饮食，严重孕吐及时就医

就像电视剧里经常暗示的一样，怀孕的喜讯往往伴随着早孕反应而来。一方面喜得贵子；一方面孕妈妈身体就可能会出现一个或多个早孕症状，例如呕吐、身体乏力、嗜睡等。

其实，这些早孕反应都是正常的现象，是怀孕早期孕妈妈体内人绒毛膜促性腺激素（hCG）增多，胃酸分泌减少及胃排空时间延长导致的一系列反应。这些症状一般不需特殊处理，怀孕 12 周后随着体内 hCG 水平的下降，症状大多会自然消失，食欲会慢慢恢复正常。

早期孕吐别担忧，能吃多少吃多少

早孕反应的最大症状之一便是孕吐，很多研究都发现，孕期经历了恶心、呕吐的女性，流产的概率较小。一项研究显示，呕吐（不只是恶心而已）跟流产风险较低有关联。一些研究人员还发现，经受过恶心、呕吐折磨的女性，早产和产下低体重儿的风险也较低。

但这些研究没有完全揭示为什么会这样。研究人员甚至还不确切地知道，为什么有些女性怀孕期间会感到恶心，而有些女性则不会。可能人绒毛膜促性腺激素（hCG）和雌激素水平的急剧上升，发挥了一定作用。

虽然不停跑洗手间呕吐的孕妈妈听了这个可能会觉得安心，但是，不经常呕吐的孕妈妈，也不需要担心。很多女性整个孕期都毫无孕吐反应，一样生下了完全正常、健康的宝宝。我怀女儿嘉嘉的时候，前 12 周就吐得昏天黑地的，那时候我在美国，我的产科医生并没有给我开药，他推荐我去超市买止吐手环用，这种手环是靠环上一个纽扣样的小突起压迫手腕上的神经来止吐，但这种物理方法对我作用不大，我靠少食多餐、清淡饮食熬到12周就好了。记得那时吃得最多的是清水面条和西红柿，在面条和西红柿为主的饮食方式下，我孕早期的体重一点没增，反倒轻了5斤。

当孕妈妈出现孕吐的早孕症状时，首先要多喝水，少食多餐，吐了之后不要强吃，尽量吃清淡一点。孕吐都发生在孕早期，也就是前3个月的时候，其实这个阶段胎儿对营养的需求量并不是很大，母体中之前的储备就能满足胎儿的需求了，所以也没必要强迫自己非得吃自己吃不下去的食物。这时候最好是从自己的需求出发，能吃多少吃多少。

有孕吐症状的孕妈妈除了要注意饮食清淡外，还要注意不要去人流密集的地方。因为人流密集的地方一般气味比较重，孕妈妈对气味比平时要灵敏得多。记得我在早孕时期，经过超市门口都会觉得恶心。通常超市里卖生鲜的气味，正常人在门口是感觉不出来的，但是孕妈妈就不一样了，鼻子变得格外灵敏，很微小的气味她们就会察觉到，进而呕吐。

缓解孕吐的常用药：维生素 B$_6$

轻微的孕吐可以只通过饮食进行调理，很严重的孕吐就需要进行药物控制了。严重的孕吐主要表现为吃什么吐什么，浑身无力，同时可能导致脱水严重。脱水严不严重可以从皮肤的状况进行判定：如果孕妈妈呕吐特别严重，身上的皮肤按下不容易弹回来，就一定要去医院了。这种情况很危险，必须在医生的指导下用药。

医生可能会给你输糖盐水和止吐的药。止吐药，以前常用的是维生素 B$_6$，现在也常常会用到昂丹司琼。这两种药在美国食品药物管理局孕期安全分类里面分别属于 A 级和 B 级，相对比较安全。但昂丹司琼这种药上市不过十几年的时间，长期看是否有影响还需要更多临床证据，我对这个药在孕期的使用持审慎态度。

接种流感疫苗，收益大于风险

感冒有两种，普通感冒和流行性感冒，普通感冒症状以流鼻涕、鼻塞为主；流行性感冒症状是浑身酸痛，发烧比较严重。这是因为引起流行性感冒的病毒毒力比较强。

普通感冒无须吃药

普通感冒，病程一般一周左右，通常可以自愈。患普通感冒时要多喝水，多休息，放松心情，尽量避免吃药。不要使用抗生素，也尽量避免使用强力的止咳药水，以及多种成分组合在一起的复方感冒药（如泰诺感冒片、白加黑、日夜百服咛等复方制剂）。因为这类药里的成分太多太杂，很难保证不对胎儿造成伤害。如果发热，不推荐用发汗、捂汗的方式退烧，这种方法会使孕妈妈瞬间体温升得很高，可能会损伤胎儿。可以采用物理降温，去洗温水澡，用湿毛巾擦身，泡泡脚，煮点葱白、姜汤水喝，等等。

鼻塞严重可以通过吸入热水蒸汽进行缓解，也可以选用安全的生理性海水盐鼻腔喷雾器护理（参见第 052 页 "缓解感冒症状，关键靠护理"

的相关内容）。

　　嗓子疼可以选择淡盐水漱口，实在疼得厉害也可以吃对乙酰氨基酚缓解嗓子疼。

　　咳嗽可以通过多喝水以及睡觉时抬高床头至 30 ～ 45 度角的方式缓解，必要时，在居室内使用加湿器或者蒸汽机（女生用来蒸脸的那种机器）也能有效缓解咳嗽。

流行性感冒，发高烧吃对乙酰氨基酚

　　另外一种感冒是流行性感冒，一旦发病，体温通常都会很高。这种感冒是可以通过提前打流感疫苗预防的。如果没有提前打疫苗而感冒了，体温升到 38℃以上，非常难受，这时可以吃对乙酰氨基酚退烧。对乙酰氨基酚是孕期最广泛使用、最安全的退烧止痛药，它在美国食品药物管理局发布的孕期安全用药分级里为 B 级。对乙酰氨基酚剂量和用法按常规剂量使用即可，并不是说孕妈妈就要减半，那样起不了作用，孕妈妈也应该根据成人的药量来服用。

　　孕妈妈若患的是流行性感冒，又不是很严重，也可以在家待几天，自己去对症处理一下。如果体温在 38℃以上，浑身无力，就得吃退烧药，但如果同时还伴有别的症状如嗜睡，或者是用药后烧也不退的时候，就需要去看医生了。

　　孕妈妈患了感冒建议先在家护理还有个原因是，医院是病毒和细菌比较集中的地方，而且那里的病菌通常都是耐药菌，所以很多在医院的重症病人，不是死于他原来的疾病，而是死于耐药菌感染或真菌感染。所以这里要提醒大家，不要一感觉不舒服就马上跑医院，到了医院又是等医生，又是化验，跑来跑去的，反倒有可能形成交叉感染。这一点对于孕妈妈和儿童来说尤其要注意。要先在家里观察。

前面说了，流行性感冒是可以通过注射疫苗来预防的，对于准备怀孕的女性，其实最保险的方式（国外很推崇这种方式，包括美国的妇产科协会也很推荐）是先接种流感疫苗。任何时间都可以去接种，即使孕早期也可以。大规模的临床证据已经证明孕期接种流感疫苗的收益大于风险，而且美国的流感疫苗和中国的流感疫苗并没有不同，疫苗使用的病毒株都是一样的，所预防的疾病也都是一样的。

过敏性鼻炎，冲洗也是一种治疗手段

过敏性鼻炎如何判断

当你抱怨自己的感冒总不好时，也许你不是得了感冒而是患了过敏性鼻炎。过敏性鼻炎和感冒都会有鼻痒、打喷嚏、流鼻涕、鼻塞等症状。区别它们主要看两点：一是感冒还常伴有发烧、头疼等全身症状；二是感冒渐渐发病，一周左右症状会消失，而过敏性鼻炎发病快，只要过敏原存在症状就会一直存在。

鼻炎是很难受的，尤其是过敏性鼻炎，这实际上是没法根除的一种疾病。患过敏性鼻炎是因为身体的免疫系统出现了异常。我们正常的免疫系统，对花粉、尘螨这些东西是不会起反应的，因为我们的免疫系统能够识别它们，并无视它们。但是，患过敏性鼻炎的人则不然，免疫系统会把我们认为正常的东西当作异己去攻击。在攻击过程中，身体会产生抗体，在产生抗体的过程中，体内会有炎性物质分泌，这种炎性物质，比如组胺，会导致鼻塞、流鼻涕、打喷嚏，这就是过敏症状产生了，表现在鼻子上就叫过敏性鼻炎。

推荐用药：生理性盐水和激素鼻腔喷雾剂

缓解轻度过敏性鼻炎导致的鼻部症状，首选生理性盐水冲洗鼻腔，每天一到两次。市场上有卖鼻腔清洗器和配套的清洗盐。生理性盐水清洗鼻腔有三方面作用：第一，把鼻腔分泌物和过敏原从鼻腔清洗出去；第二，保持鼻腔湿润；第三，有研究表明，生理性盐水冲洗鼻腔可改善鼻黏膜细胞功能，使鼻腔分泌物更容易排出。

鼻炎症状控制不住的时候，就应该用药，否则的话，鼻子一堵塞，整个人的精神状态都不好，休息不好，供氧也不足，这对胎儿的影响会更大。从这个角度上来说，如果孕妈妈已不能忍受鼻炎等很多疾病时，是可以考虑用药的。养育一个健康的宝宝，孕妈妈的精神状态很重要，你的情绪对宝宝的影响，要远比疾病、药物的影响大得多。

过敏性鼻炎是由我们免疫系统对外界的过激防御反应引起的，但我们又不能把自身的免疫系统破坏了去治疗过敏性鼻炎，所以只能针对它出现的症状来治疗。比如炎症，可以用激素类鼻腔喷雾剂去消炎，这相当于在鼻腔局部抑制身体产生免疫反应。使用鼻腔喷雾激素，这一给药方式只在鼻腔里发挥作用，不用将药物吃进去，所以叫局部外用。它作用的部位在鼻子，相应的副作用也在鼻子、嘴巴、喉咙的范围内，只是作用于局部，所以它对于腹中胎儿来说没有太大影响，这些是有临床数据支持的。

因为过敏性鼻炎不能断根，患病的人孕前用什么药，孕后就应该继续用什么药。如果说孕前没有过敏性鼻炎，孕后才出现过敏性鼻炎，这时首选的激素类喷鼻剂应该是布地奈德鼻喷雾剂（雷诺考特）。布地奈德属于美国食品药物管理局安全分类的 B 级，相对比较安全。对于孕前就有过敏性鼻炎的孕妈妈来说，如果以前用的不是布地奈德，而是氟替卡松（如辅舒良），或者糠酸莫米松（如内舒拿）这一类的药物，怀孕后还可以继续用这个药。虽然氟替卡松、糠酸莫米松这类药属于 C 级，但在孕期也被广泛使用，临床证据表明它们也是安全的。

护理好皮肤，美丽过孕期

从业多年，经常看到有孕妈妈因为皮疹来医院就诊，网络也有很多网友通过微博向我咨询各种孕妈妈的皮肤问题。

孕期湿疹用药，可选激素类药膏

为什么孕妈妈容易出现皮疹类的皮肤问题呢？

因为怀孕后体内雌激素和孕激素都会增加，孕妈妈基础体温会随之升高，体内多了一个宝宝，身体容易燥热，免疫系统也会发生变化，因此孕期皮肤就容易出现瘙痒症状，容易过敏，进而出现湿疹。护理湿疹首先要保持皮肤湿润凉爽，若皮肤温度过高就不利于湿疹的痊愈。所以，得了湿疹的孕妈妈，在夏天睡觉应该开空调，不能让自己出汗，不然湿疹很难痊愈的。还要注意防晒，阳光照射很容易诱发湿疹的反复发作。

在其他生活细节上，也要非常注意。比如，在选择衣服的清洗剂时，要注意不要选择含化学成分的碱性清洗剂，而要选用温和的、低敏的品种。还要避免直接接触化学物质的刺激，可以选用婴儿沐浴露来护肤，使用低敏的护肤霜。此外，还要避免物理刺激，比如说摩擦。化纤的、毛的、麻的、真丝的衣服都不能穿，最好选择纯棉的、透气的、柔软的衣物。

如果孕妈妈做了各方面的护理，湿疹还没见好，就需要考虑用药了。药物首选的应该是激素类的外用药膏。药膏一定要从弱效激素开始用，比如丁酸氢化可的松（尤卓尔），或者是莫米松（艾洛松）。在短期用药后，一旦控制住症状，就应该只用保湿滋润霜护理皮肤，保持皮肤滋润，因为患湿疹的皮肤怕干燥（更多有关湿疹治疗的护理与药物选择，参见第 086 页"湿疹的护理和治疗是一场持久战"的相关内容）。

妊娠纹可以选择橄榄油护理

很多人说，妊娠纹是妈妈的专利，是做妈妈的勋章，是宝宝送给妈妈的礼物。这样的话听上去很美，但是在现实生活中，由于妊娠纹出现了就无法去除，所以给爱美的女性带来了很重的打击。

为了避免这种苦恼，准备要宝宝的女性们以及正在孕育宝宝的孕妈妈们常常会想方设法地提前预防妊娠纹。市面上便由此产生很多相关的护理产品，供大家买来涂抹和按摩使用。它们真的能有效预防妊娠纹吗？

回答这个问题之前，先来看看妊娠纹是怎么形成的。妊娠纹在医学上被称为"皮肤扩张纹"，又称为"萎缩纹"，是皮肤长时间被过度拉扯，皮肤下纤维组织断裂引起的。孕妈妈长妊娠纹是受到孕期体内激素变化和遗传因素的影响，一般在怀孕 5 ~ 6 个月的时候会生成。主要形成因素还是在于个人的遗传体质。有些孕妈妈孕期完全没有使用这类防护用品，也不长妊娠纹，有些孕妈妈即使整个孕期细心护理，也会有恼人的妊娠纹长出来。细究起来，还是和遗传有关，这类女性的母亲大多也长过妊娠纹，因此用不用这类产品作用不大。即使要用，也一定要从正规渠道购买正规厂家生产的产品，我就曾经接触过不少由于涂抹防妊娠纹的护肤产品而导致皮肤过敏的患者，出现这样的情况就得不偿失了。目前最安全的推荐是每天适当涂抹橄榄油，这种方法虽然不能有效预防妊娠纹，但可以起到一定的保持皮肤滋润的作用。

还有好多人问我：怀孕时还能不能化浓妆，能不能涂指甲油。偶尔的一两次浓妆是没问题的，但是不能长期化浓妆。如果怀孕前使用的是温和护肤品，还是可以继续使用，我不建议随意更换，因为如果怀孕后再去换护肤品的话，就有可能造成皮肤过敏。但是，一旦皮肤过敏，通常建议要换低敏类的护肤品，这类针对过敏皮肤研制的低敏产品市场上专门有售。一些指甲油含甲醛、甲苯、丙酮、酞酸脂（也叫邻苯二甲酸酯）等有害化学物质，长期涂可能会对胎儿造成影响，因此含上述化学物质的指甲油不建议孕期长期使用，但偶尔使用问题不大（比如：一周涂一次的频率应该没影响）。如果孕期涂指甲油频率高的话，尽量选择正规化妆品公司不含上述有害物质的指甲油。

切忌服用安眠药

　　和孕妈妈们聊天，常能听到这样的抱怨："我原来睡眠很好，可自从怀孕后，睡眠就变得很糟糕了，躺在床上翻来覆去一两个小时，有时甚至到半夜才能睡着，好不容易睡着了，也是做梦，你说这种情况正常吗？"要我说的话，这种情况很常见。

孕期失眠常见三诱因

　　有些人认为，孕期失眠可能是自然界让你提前做好准备的一种方式，因为在宝宝出生后的前几个月里，你为了照料他会不可避免地出现缺觉的情况。从科学的角度讲，孕期出现失眠症状是有一定的科学依据的。孕妈妈失眠的常见原因包括：激素变化、尿频、半夜腿抽筋。

　　先说激素变化。怀孕的女性在精神和心理上都比较敏感，对压力的耐受力也会降低，常会忧郁和失眠，这是由体内激素水平的改变引起的。在孕期影响人体的激素主要是雌激素和黄体酮，会令孕妈妈情绪不稳导致失眠。因此，适度的压力调适，比如睡前翻几页轻松读物，做缓和的松弛运动，洗个温水浴，以及家人的体贴与关怀，对于稳定孕妈妈的心情十分重要。

　　再说尿频影响睡眠。孕妈妈常发生尿频。怀孕初期可能有一半的孕妈妈尿频，到了后期，有将近80%的孕妈妈为尿频困扰，晚上会起床跑厕所，严重影响睡眠质量。尿频大多数是由于增大的子宫压迫到膀胱，让孕妈妈总有尿意。另外，还有某些孕期常见的疾病也会导致尿频，有些孕妈妈发现自己分泌物增多或尿频，就以为是正常现象不加处理，或是担心服药会影响胎儿的健康发育而拒绝看病，最后可能导致流产等严重后果。因此，尿频的孕妈妈必须同时注意是否有其他感染同时存在，比如念珠菌性阴道炎。这种疾病在孕期也比较常见，治疗上也有孕期可以安全使用的药物，如克霉唑阴道栓以及外用乳膏，都属于美国食品药物管理局安全分级为 B 级的药物，可以在医生的指导下放心地使用。

最后说半夜腿抽筋。到了妊娠后期，许多孕妈妈会发生抽筋，这也影响到睡眠的质量。而抽筋大多与睡觉姿势有关。如果经常在睡眠中抽筋，就必须调整睡姿，尽可能左侧卧位入睡，并且注意下肢的保暖，睡觉时多加一个枕头，侧卧时把腿搭在枕头上。万一发生抽筋，要请家人帮忙热敷和按摩，以缓解抽筋的痛苦，早点入睡。

会引起失眠的五类疼痛

除了以上常见原因外，孕期还有以下几种疼痛，也可能引起失眠：

第一，头痛。少数孕妈妈在怀孕 6 个月后，会出现一种日趋严重的头痛，有的还伴有呕吐，看东西模模糊糊，同时有下肢浮肿，血压增高，检查尿中有蛋白，出现这种情况要及时看医生。

第二，胸痛。孕期胸痛时有发生，好发于肋骨之间，疼痛部位不固定，可能是由于怀孕引起某种程度的缺钙，或是由于膈肌抬高，造成胸廓膨胀所引起的。

第三，胃痛。孕期由于消化器官肌肉蠕动减慢，使人有胃部饱胀不适感；还有的孕妈妈因不断反酸水和胃灼痛而一筹莫展，这是因为怀孕引起胃的逆行蠕动，致使胃中酸性内容物反流，刺激黏膜而引起的。缓解这类症状可以试试有中和胃酸作用的碳酸钙口服混悬液，这种药孕期可以放心安全使用。

第四，腰痛。随着怀孕时间的增加，孕妈妈会感到身体沉重，站立或步行时，为保证重心前移的平衡，必须挺胸、突肚，再加上双脚外八字分开，这样就必然造成腰部脊柱过度的前凸弯曲，引起脊柱性腰痛。

第五，腹痛。有些女性（尤其是子宫后倾的女性）在怀孕初期感到骨盆区域有一种牵引痛或下坠感。倘若怀孕期间下腹部痛比较剧烈，而且有阴道出血，可能是流产或宫外孕的征兆，必须迅速就医。日益增大的子宫进入骨盆，还易引起耻骨联合或骶髂关节的疼痛。

安眠药会严重伤害胎儿

万一孕妈妈心情调整不好，失眠问题长期不能缓解，一定要找专门的心理科医生或者精神科医生寻求帮助，尽可能地规避风险。千万不能乱用镇静安眠药，常用的安眠药是安定类的药物，这类药物在美国食品药物管理局发布的安全分级里大多属于 D 级或者 X 级的药物，我们都知道这类药物长期服用会使人产生依赖性及成瘾性，而孕妈妈服用则会使胎儿及出生后的婴儿产生松软婴儿症，表现出肌张力下降、低体温、呼吸困难等症状。这些症状将容易导致胎儿宫内窘迫、发育受阻，还可能引起新生儿呼吸道感染，十分危险。

因此，一旦孕期出现睡眠差或失眠状况，切忌滥用催眠药，而应以生活调理为主来改善睡眠。

再安全的通便药，也要谨慎使用

便秘对于普通人来说都是一件很痛苦的事情，更何况身怀六甲的孕妈妈。孕期便秘不仅给孕妈妈带来生活不便，还会影响孕妈妈的健康安全。那孕期为什么会便秘呢？

孕期便秘原因面面观

首先，怀孕后，在体内激素变化的影响下，胎盘分泌大量的孕激素，使胃酸分泌减少、胃肠道的肌肉张力下降及肌肉的蠕动能力减弱。这样，就使吃进去的食物在胃肠道停留的时间加长，不能像孕前那样正常排出体外。

其次，由于食物在肠道停留时间加长，食物残渣中的水分又被肠壁细胞重新吸收，致使粪便变得又干又硬，难以排出体外。

最后，怀孕之后，孕妈妈的身体活动要比孕前减少，致使肠道肌肉不容易推动粪便向外运行，增大的子宫又对直肠形成压迫，使粪便难以排出，加之孕妈妈腹壁的肌肉变得软弱，排便时没有足够的腹压推动。因此，孕妈妈即使有了便意，也用力收缩了腹肌，但堆积在直肠里的粪便也很难排出去。

便秘会导致身体新陈代谢紊乱、内分泌失调及微量元素不均衡，从而导致皮肤色素沉着、瘙痒、毛发枯干等症状，经常排便用力，还会促使痔疮的形成。

缓解便秘攻略

便秘是孕期最常见的烦恼之一。尤其到了孕晚期，便秘会愈来愈严重，孕妈妈常常几天没有大便，从而导致腹痛、腹胀。严重者可导致肠梗阻，并引发早产，危及母婴安危。那究竟该如何科学治疗以缓解便秘呢？

第一，多吃蔬果杂粮。孕妈妈往往因为进食过于精细而排便困难，因此要多吃含纤维素多的蔬菜、水果和粗杂粮，如芹菜、绿叶菜、萝卜、苹果、梨、燕麦、杂豆、糙米等。少食多餐，切勿暴饮暴食。

第二，每天早上醒来排便。每天早上和每次进餐后最容易出现便意，因此，起床后先空腹饮一杯白开水，再吃好早餐，这样，很快就会产生便意，长期坚持就会形成早晨排便的好习惯。

第三，每天坚持适量运动。孕晚期时，很多孕妈妈常会因身体逐渐笨重而懒于运动，所以便秘现象在孕晚期更为明显。适量的运动可以增强孕妈妈的腹肌收缩力，促进肠道蠕动，进而预防或减轻便秘。因此，即使在身体日益沉重时，孕妈妈也应该做一些力所能及的运动，如散步等，以增加肠道的排便动力。每天坚持活动身体，也能为随后的顺产打下基础。

第四，保持身心愉快。孕妈妈合理安排自己的工作、生活，保证充分的休息和睡眠，保持良好的精神状态和乐观的生活态度。不要因呕吐等不适感而心烦意乱，烦躁的心态也会导致便秘。不妨多做一些自己感兴趣的事，比如听听音乐、读读轻松的杂志等，尽量回避不良的精神刺激。

第五，谨慎用药。经过调理，便秘仍没有缓解的孕妈妈，可以使用一些渗透性的泻药，如乳果糖等，以增加肠道的水分，使粪便软化利于排出。还可以偶尔使用开塞露，但不能长期使用。对于器质性病变引起的便秘，应该积极治疗原发疾病，还可用毒性较小的外用药治疗肛周疾病，如痔疮，以缓解便秘的症状。目前孕期使用比较安全的痔疮药，常用的是外用的复方角菜酸酯（如太宁）的栓剂和软膏剂。

孕妈妈们属于特殊的群体，治疗孕期便秘要小心，一定要避免不当治疗对胎儿造成伤害。不要口服润滑性的泻药，如蓖麻油等，这样影响肠道对营养成分的吸收，使胎儿的营养无法得到很好的保障；也不要服用导泻剂或者强刺激作用的润肠剂（如番泻叶），否则会使胃肠蠕动增强引起子宫收缩，导致流产或早产。

孕期安全用药说明

我经常能接触到这样两类孕妈妈：一类对孕期用药顾虑重重，甚至拒绝服用一切药物，以致贻误病情。例如患有高血压、糖尿病、哮喘等一些长期慢性病的患者，如果孕期疾病控制得不好的话，不仅给孕妈妈带来很大的危害，还会给胎儿造成很大的危险。这些患者即使在孕期，也都需要吃药来控制，而且要在专业医生的指导下吃药，不但需要妇产科医生的专业指导，还需要接受其他专科医生的指导。所以有这种长期慢性病的孕妈妈，一定要同时看不同专科的医生，来控制自身的疾病。

另外一类孕妈妈选择使用药物又比较盲目，导致不合理使用药物，造成胎儿畸形或流产，给自己的身心带来极大的伤害。

孕妈妈生病，必须要看医生，由医生来平衡用药的风险和收益。首先，判断一下不用药疾病是否能够自愈。如果不能，服药对于孕妈妈和胎儿的益处大还是风险更大，然后再决定用什么样的药。当然，现实的医疗环境下，有些医生怕担责任，会陷入宁"左"勿"右"的误区，一概不给孕妈妈开药。但事实上，对于部分生病的孕妈妈而言，不用药并不是最好的选择，合理安全地使用药物才是最佳治疗方案。

把握三点，规避孕期用药隐患

为保证药物的使用合理安全，孕妈妈用药要遵循以下三个原则：

第一，在孕期头 3 个月内应尽量避免使用任何药物。

没有任何一种药物对胎儿是绝对安全的，只有当药物对孕妈妈的益处大于对胎儿的危险时才可以考虑用这个药。另外，怀孕头 3 个月是胎儿发育的敏感期，是胎儿身体各组织及器官的分化阶段，最容易受到药物的影响，因此这个时期应该尽量避免使用任何药物。

第二，不得已必须使用药物时，应尽可能选择临床使用时间长的安全药物。

强调药物"临床使用时间长"，是因为药物对胎儿的作用可能与预期发生在孕妈妈身上的作用不同，这种不同要经过长期的临床使用才可能被发现。比如沙利度胺（俗称反应停）这种药，上市之初曾作为孕早期止吐药使用，但会引起胎儿多肢体畸形。反应停在临床中作为止吐药使用了很长一段时间，导致了一批手脚形如海豹一样的宝宝出生后，人们才发现这种药物的致畸作用。

强调"安全"，是指尽量选择使用美国食品药物管理局规定的孕期安全分级为 A 级或者 B 级的药物。目前孕期用药的参考主要基于美国食品药物管理局制定的孕期安全药物分级。美国食品药物管理局规定孕期安全用药分五级：A 级指动物试验和人类试验结果均表明安全的药；B 级指动物试验显示安全，或者动物试验结果显示不安全而人类试验显示安全的药；C 级指动物试验显示不安全而人类试验没有做过的药；D 级指人类试验显示对胎儿有危害，但当孕妈妈有严重疾病时可以考虑使用的药；X级指禁用的药。

属于 A 级的药物比较少，有左甲状腺素、叶酸、孕期多种维生素等；B 级的药物有青霉素类以及头孢类抗生素等。

60% 以上的药物划分入 C 级，属于既不能排除有危害，但同时潜在的益处又超越潜在的危害的药物。

但对于严重的疾病，孕期是否用 D 级药应权衡利弊，例如用于治疗癫痫的苯妥英。

孕期应该绝对禁止使用 X 级药。在常用药物中这类的药物并不多，例如过去曾经广泛使用的性激素己烯雌酚，20 世纪 50 年代初曾被用于治疗先兆流产，结果发现生出的一些女孩在随后的成长中会得阴道腺病或者阴道透明细胞癌，因此把这个药划归 X 类。

从这里也可以看出，药学是不断更新、不断修正的科学，以前一直常规使用的药物，当经过广泛使用后才能发现它可能的危害，这个时候会结合它最新的临床发现作出修改，也会相应地修改这个药的孕期安全分级。比如最近一次美国食品药物管理局作的修改是关于硫酸镁针剂保胎的情况，依据美国食品药物管理局收集的不良反应数据，孕妈妈连续使用硫酸镁针剂超过 5 天，会导致正在发育的胎儿骨骼受损。据此，美国食品药物管理局将硫酸镁针剂的孕期安全分级由原来相当安全的 A 级改为可能致畸的 D 级。

第三，使用药物时选择最小有效剂量和最短有效疗程。

比如广泛用于孕期退烧止痛的药对乙酰氨基酚，在美国食品药物管理局制定的孕期安全分级中是 B 级，如果每次使用这个药的最小有效剂量 500 毫克，同时只是有症状时才吃，没有症状就不吃的话，孕期使用是安全的。如果每次使用这个药超过 1000 毫克或者长期大量使用的话，就有可能会对胎儿产生影响，文献上就有孕妈妈长期大量服用对乙酰氨基酚导致新生儿肾衰竭的报道。

青霉素、头孢类抗生素常常可以在孕期使用

除了前面说过的一些长期慢性病的孕妈妈需要在医生的指导下使用药物外，孕期的一些急性感染性疾病有时也不得不使用药物。微博上就有网友问我："我孕期 4 个月，咳嗽咳得肚子疼，说话时气喘，不得已看医生，开了一些药（好像叫阿莫西林），说不吃药对宝宝有影响，只好听医生的话吃了，现在担心死了，请问冀老师，在怀孕期间可以用抗生素类药物吗？对宝宝有影响吗？"

再强调一下，抗生素是治疗细菌以及支原体等致病菌感染的药物，如果医生明确诊断你的疾病必须使用抗生素进行治疗，一定要告诉医生你处于孕期，让医生给你开孕期可以使用的抗生素。阿莫西林属于青霉素类的抗生素，在美国食品药物管理局制定的孕期药物安全分级中被分在 B 级，是孕期广泛使用的抗生素。被分在 B 级的抗生素除了青霉素外，还有头孢类抗生素。如果你对青霉素或者头孢类抗生素过敏，医生也可以考虑给你开阿奇霉素或者克林霉素，这两种药也是 B 级抗生素。

以上都是孕期可以使用的抗生素类药物。应特别注意的是孕期应该

避免的抗生素类药物。

孕期要避免使用四环素类的抗生素，这类抗生素里目前常用的药物是多西环素。这类药物会通过胎盘，可能会在胎儿的牙齿上聚集，从而导致牙齿变色，因此孕期应该避免使用。

此外，氨基糖苷类的抗生素也要慎用，这类抗生素主要有链霉素、阿米卡星等，它们具有耳毒性，对胎儿听神经有损害，可能会导致出生的宝宝耳聋。像我们曾在央视春节联欢晚会上看到的舞蹈《千手观音》中的聋哑人舞蹈演员，他们绝大多数都是小时候用了链霉素这类药而导致的耳聋。还有那些耳神经受到了伤害，需要用人工耳蜗的宝宝，最有可能造成他们耳神经伤害的药物也是氨基糖苷类抗生素。

第四章

把最优质的母乳送给宝宝

有时候我们调侃一个人"不太正常",常说他"吃错药了",当然这只是一句玩笑。若真吃错药了,可能就没有这么轻松了,尤其是正处于哺乳期的妈妈,若服用了哺乳期禁忌的药物或者是真的吃错了药,很可能会给自己和宝宝带来无法挽回的影响。

要远离的用药雷区

十月怀胎，一朝分娩，每个妈妈都想把世上最好的东西给自己的宝宝，而对于刚出生的宝宝，最好的东西莫过于母乳。母乳除了可以给宝宝提供必需的营养以外，还可以提供来自母体的免疫球蛋白，增强宝宝的免疫力。在我国，医生通常会推荐，如果有条件，应至少哺乳到宝宝 6 个月；在美国，儿科医师协会推荐妈妈们哺乳到宝宝 1 岁；世界卫生组织推荐的时间更长，要到两岁，因为在很多欠发达地区，比如非洲，婴儿的食物基本上只有母乳，所以推荐那里的宝宝接受哺乳时间要更长。

现在大家都知道母乳喂养有很多好处，对母乳喂养也都非常重视。但是，稍微不注意，母乳就可能受到药物的影响，给宝宝的"口粮"供给带来危害。

复方感冒药，哺乳期妈妈身边潜在的回奶药

现在大多数妈妈是职业女性，但是为了让宝宝得到母乳喂养，即使3个月产假休完，她们也要坚持每天上班时把奶用吸奶器泵出来，下班再带回家，放到冰箱里留给宝宝第二天白天吃，这类妈妈我们形象地称之为"背奶妈妈"。对于普通的上班族来说，在国内的公司里坚持做背奶妈妈是一件非常艰辛的事情，上班对她们来说比一般人要辛苦得多，除了日常的工作以外，她们还要在单位有限的空间里寻找为宝宝准备"口粮"的场所。有的妈妈占用保洁室，有的妈妈却不得不占用洗手间，虽然她们也不想在那里准备宝宝的食物，但为了让宝宝得到最天然的营养，也为了延续自己的职业理想，她们选择了这种艰苦的方式。我身边就有一位这样的背奶妈妈，虽然觉得每天背奶很辛苦，但一直坚持，甚至在家里的冰箱上贴上"母乳＝宝宝的免疫力"等字句每天鼓励自己，直到一次意外的感冒差点使她给宝宝断了"口粮"。

那一次她感冒，鼻子塞得厉害，为了尽快痊愈，特意去医院看了病，还跟医生强调自己正处在哺乳期，请医生开一些不影响哺乳的药。于是，医生给她开了缓解鼻塞的新康泰克。她觉得自己已经和医生交代清楚自己正处在哺乳期，完全相信医生的专业性，所以没有任何疑问就拿回家吃了，丝毫没有意识到，一个潜在的危险正向她和宝宝袭来。

服药3天后，她发现自己的产奶量明显减少了，开始怀疑是不是她吃的药造成的，于是打电话向我咨询。我告诉她，新康泰克属于复方感冒药，每粒胶囊里含有90毫克盐酸伪麻黄碱，4毫克马来酸氯苯那敏（商品名："扑尔敏"）。伪麻黄碱这个成分本身就可能会使一些哺乳期妈妈的奶量减少，再加上马来酸氯苯那敏这个抗过敏的成分，会让奶量减少的

作用增强。由于这种药只是起到缓解鼻塞、流鼻涕这类感冒症状的作用，不会彻底治愈感冒，也不会缩短感冒病程，所以，我建议她不要再吃这个药了，并让她多喝一些汤水促进药物从身体里清除出去，同时尽可能地抽时间亲自喂宝宝，通过宝宝的吸吮来天然地刺激母体产生更多的奶。这位妈妈听了我的解释后很郁闷，对我说："我还和医生讲了我要哺乳，怎么还会这样呢？"我安慰她："不是每个医生都清楚哺乳期用药的那些事儿，好在这个药虽然可以分泌到奶水中，但还不至于让宝宝受到伤害。别因为这次的经历影响到自己的情绪，郁闷的心情也不利于奶量的恢复。"挂了电话，这个妈妈照我说的去做了，奶水量又一点点恢复了。

每每遇到这样的事情，我都觉得身为药师的我责任重大。我意识到，应该向更多的医务人员以及哺乳期妈妈普及基本的安全用药常识，这样才能尽可能地使哺乳期妈妈规避掉哺乳期用药的风险，因为这种风险关系到哺乳期妈妈和宝宝两个人的健康，更应谨慎。

当然，在用药问题上，我们首先要听从医生的建议，但对于哺乳期用药安全比较熟悉的通常是儿科医生或者是妇产科医生，其他科室的医生对于哺乳期用药的原则可能就不是那么精通，所以有时候会犯下无心之错，比如我在这里提到的医生给哺乳期妈妈开含伪麻黄碱的复方感冒药的事情中，这个医生可能就不清楚伪麻黄碱会影响产奶量。（看到这里，如果有读者不明白什么是复方感冒药，请参见第 050 页中"4 岁以下儿童，国外不推荐使用复方感冒药"的相关内容）。

会通过乳汁伤及宝宝的四类禁忌药物

母乳喂养按理说是每个妈妈都可以顺理成章地做到的事情，但无奈的是，少数患了下面几种疾病的妈妈就不得不被迫放弃哺乳：例如艾滋病、结核病、嗜 T 细胞感染等传染类疾病。尽管母乳喂养获得的收益很大，但当这个收益弥补不了它的风险时，就一定不要哺乳。还有，如果新妈妈是吸毒者或酗酒者，也不能哺乳，因为这样会让宝宝中毒，或者是对酒精成瘾，或者对毒品成瘾。要进行癌症放、化疗的妈妈也要注意：放疗时会使用放射性物质，给乳汁带去污染，也不适合立刻哺乳，需要隔一段时间才能哺乳；而对于化疗，由于每一种化疗药物的代谢时间不同，所以，化疗期间能否哺乳需要咨询肿瘤科的医生，听取更专业的建议。被迫放弃哺乳的妈妈，可以由医生开具处方药回奶，目前常用的西药处方回奶药是溴隐亭。具体服用方法可以咨询医生。

药物除了可能影响妈妈的产奶量外，有些药物还可能会影响到宝宝的身体健康，哺乳期妈妈要记住下面这些药物的名字并尽量避免使用。

第一，利巴韦林。

利巴韦林也叫病毒唑，它在孕期使用有明确的致畸作用，它在哺乳期使用的安全性也没有临床数据支持，而且此药从身体完全清除甚至需要几周的时间，应该在哺乳期避免使用。

第二，四环素类抗生素。

这类抗生素除了四环素外，还包括金霉素、多西环素（又称强力霉素）、米诺环素（又称美满霉素）等。这类药物可以进入乳汁，若哺乳期妈妈长期服用，有导致宝宝出现四环素牙的风险。过去由于不知道四环素会对宝宝的牙齿造成伤害，导致很多人不得不一辈子与黄牙齿相伴。好在这些年来随着相关知识的普及，很多人了解了这类药的副作用，哺乳期也会尽量避开这类药物了。这里特别提一句，金霉素虽然也属于这一类的药，但由于金霉素目前常用的剂型是眼膏剂型，眼睛局部少量使用时全身的吸收量很少，不会影响到吃奶的宝宝，因此不用担心。我听说一些基层的医生也会直接给宝宝开金霉素眼膏，其实，宝宝短期少量地对症使用，也是可以的。这个药虽然是抗生素，但由于使用时间长、安全性高，可以作为非处方药在药店里直接卖。

第三，含雌激素的口服避孕药。

受政策的影响，很多人不被允许生第二胎，所以产后恢复同房后，就要考虑避孕方法，那么哺乳期能吃避孕药吗？国内市场上常见的避孕药多为复方避孕药，通常包含两类成分：孕激素和雌激素，如优思明、妈富隆等。哺乳期应尽量避免服用含雌激素的避孕药，长期服用会抑制泌乳，导致妈妈产奶量减少，从而影响宝宝的"口粮"。

在国外，有专门为哺乳期妈妈研制的避孕药，叫"Mini-Pill"，含的是低剂量（0.03毫克）单一成分的孕激素左炔诺孕酮，这种避孕药不影响哺乳，但遗憾的是目前国内没有可售，所以我不推荐国内的哺乳期妈妈服用任何牌子的口服避孕药，而应该选择其他的避孕方式。哺乳期可选用的避孕方法很多，总原则是不影响乳汁分泌和婴儿的生长发育。

以往，人们普遍认为母乳喂养能够抑制排卵，起到避孕作用。实际上随着产后第一次月经回潮，哺乳期妈妈再次怀孕的可能性就增加了。哺乳期妈妈只要恢复了性生活，就应该采取必要的措施避孕。常有哺乳期妈妈由于疏忽大意在同房时忘记了采取保护措施或者保护措施失败，事后又焦急地到微博上问我能不能吃紧急避孕药毓婷。可以让她们放心的是：毓婷是只含有孕激素的药物，不含会对乳汁分泌产生影响的雌激素，因此可以服用。但由于毓婷含孕激素的剂量比较高，每片含左炔诺孕酮高达 0.75 毫克，和上面介绍的国外哺乳期使用的避孕药剂量 0.03 毫克相差悬殊，所以为了避免高剂量孕激素进入乳汁对宝宝健康产生影响，根据国外的临床资料，两片一起吃时（单剂量 1.5 毫克左炔诺孕酮），服用后 8 小时才可以哺乳。分两次吃的话，每次吃完 3 ~ 4 小时后才可以哺乳。这是不得已情况下的补救措施，紧急避孕药只用于紧急情况，不要常规使用，否则容易导致月经紊乱。

第四，安乃近等含有氨基比林的药物。

氨基比林这个名字你可能不熟悉，但要说安乃近、去痛片、安痛定这些药名，你一定听说过，这些药的有效成分其实就是氨基比林。这个成分的主要功效是解热镇痛，常常被用作退烧止疼药使用。而实际上，这类药物是国际上普遍禁止使用的药物，任何人群都不应该使用这类药物退烧。2013 年闹得沸沸扬扬的香港"维 C 银翘片"事件，正是因为该产品被检测出含有被香港禁用的西药成分非那西丁和氨基比林。

这个成分的可怕之处在于它会产生比例非常高的严重不良反应。血液方面的影响是可引起粒细胞缺乏症，重者有致命危险，也可引起自身免疫性溶血性贫血、再生障碍性贫血等。皮肤方面的影响是可引起荨麻疹，重者可发生剥脱性皮炎、大疱表皮松解症。患有大疱表皮松解症的患者，皮肤会像薄纸一样脆弱，只要遭到轻微的碰撞或摩擦，皮肤和身体内部就会溃烂，形成开放性的伤口，伤口发生在口腔里，会形成黏膜溃疡，喝水和吃饭都成问题。平时咱们嘴里起一个小溃疡都挺疼的，更别提整个口腔黏膜都水肿了，其痛苦程度可想而知。

正是由于氨基比林类药物会引起这么多严重的不良反应，所以 20 世纪 70 年代，这类药物在全球 30 多个国家就已经被禁用了。目前，氨基比林作为单方制剂已于 1982 年被我国卫生部门宣布淘汰，但是含有氨基比林的复方制剂却仍在我国的临床治疗中使用，特别是在基层医疗机构中。

这种药还在使用的一个原因，就在于它有比较强的解热镇痛作用。当然，这也与老百姓对发烧这一症状的认知度不够有关。老百姓最常经历的发烧就是感冒导致的发烧，前面介绍过了，感冒通常是病毒感染引起的，感冒引起的发烧通常有一个反复的过程，这也是人体自身的免疫力与病毒对抗的过程。如果病人对感冒引起的发烧没有正确的认识，一味要求尽快退烧，而当普通的口服退热药起效较慢或退热作用不明显时，医务人员就可能开出作用更强的含氨基比林的退烧针，比如安痛定，这时烧虽然退下来了，但是潜在的风险也是非常大的。

感冒了，相信身体的自愈力

上文已经提过，哺乳期一般会持续 6 个月到 1 年。这么长的哺乳期，哺乳期妈妈们有时难免遇到感冒的困扰。

自愈力是我们身体自带的良药

前面几章反复提到了如果是病毒引起的感冒，病毒在人体内有自然的清除期。大概 3 ~ 5 天，我们人体的免疫系统产生的抗体，就可以把病毒从体内清除掉。随着人体的免疫系统发挥作用，体内会产生一些炎性物质，从而形成鼻涕或痰，这些炎性物质会使身体表现出鼻塞、咳嗽之类的症状，这是人体的正常反应，一般经过 2 ~ 3 个星期这些症状就会消失，疾病也会痊愈。你需要做的，就是耐心等待，多喝水多休息就行了，这就是普通感冒的基本处理策略，这也是美国医生通常不建议普通感冒病人吃药的原因。

有一种观点认为，感冒时要多吃水果，或者是补充维生素 C。尽管循证医学表明，维生素 C 其实没有那么大的治疗作用，但是作为安慰剂，它也确实没有什么副作用，吃了它也没有不良反应，而且人们感冒时通常会有食欲减退、嘴里没味的症状，这时多吃些富含维生素 C 的水果还可以起到开胃的作用。

在国外，感冒后通常会有人推荐喝鸡汤，在美国超市里就有很多鸡汤卖，其实这些鸡汤与维生素 C 一样，起的是安慰剂的效用。很多时候安慰剂也会起到一定的治疗作用。人们选用他们认为有用的安慰剂时，他们自身的精神状态会自动调到最好，这样就有利于他们身体免疫力的提高、抵抗疾病能力的增强。

在国外，一些好的医生同时也是心理医生。一个好的医生，不只是治疗病人身体的疾病，更多的是治疗人心理上的疾病，给人提供宽慰。一个美国医生有这样一段话讲得非常好："To cure sometimes, to relieve often, to comfort always." 翻译成中文是：有时去治愈，常常去帮助，总是去安慰。通俗点解释便是，根据现有的医学手段，很多疾病医生也是没有办法治愈的，比如感冒。一个好的医生在治疗疾病的同时，会更多地倾听病人的心声，耐心解答病人的疑问，给病人以抒发焦虑的机会，为病人提供帮助和安慰，比如告诉病人感冒是怎么回事儿，都会有哪些不舒服的症状，出现了这样的症状如何缓解，病程会是多久等。常常去帮助，总是去安慰，是一种人性的传递，也说明了安慰、鼓励性的语言在疾病治疗中的重要性。这些积极的语言不仅使病人感到温暖和安全，同时也能调动病人心理方面的积极因素，及时解除病人的心理隐患，增强病人战胜疾病的信心，最后战胜疾病的力量其实是来自病人自己。

所以，作为病人，对于疾病，自己也要有一个正确的观念，不要太过于依赖医疗手段，也不要过于依赖药品，不要一感冒就想着输液吃消炎药，而是要学会了解自己的身体，学会爱护它，养护它，当它出现问题时，要有一种积极的心态，相信它是非常强大的。比如说你今天有很多事情，必须都做完，但是身体感觉很累，怎么也提不起精神。实际上这就是身体在提示你，你需要休息了。你要注意身体发出的这些信号，适时进行调整。有些年轻人不懂得这个道理，总是拼命熬夜、加班，总觉得自己身体好，撑得住，殊不知，再年轻的身体，它所能够承担的消耗也是有个度的，一旦身体消耗到一定程度，就病倒了。所以，当我们面对感冒这类可以自愈的疾病时，我们要相信自己的身体，相信它有对付感冒的自愈力量，同时要停下手头繁忙的工作，让身体有充分的时间休息。

治感冒，用对药很重要

哺乳期的妈妈如果症状严重，一定要吃感冒药缓解症状的话，也要像上一章孕妈妈用药时注意的那样，尽量避免使用复方类的感冒药，现在市场上的感冒药太多了，而且大多是复方感冒药，比如白加黑、日夜百服咛、泰诺、康泰克等，林林总总几乎有上百种，因为里面的成分太复杂（详见第243页附录2《常见感冒药所含有效成分分析》），吃了没办法保证宝宝的安全和"口粮"的供应，所以应尽量选择单一成分的药物，对症治疗。

如果感冒发高烧了，体温38℃以上，难受得厉害，需要用退烧药的话，可以选用对乙酰氨基酚或布洛芬这两种药。这两种药在前面的章节都讲过，它们是使用最广泛的、最安全的退烧药，也用于缓解头痛、牙疼等疼痛。如果含有单一成分的成人退烧药暂时买不到，也可以吃儿童剂型的药，但吃的时候要换算为成人的剂量。需要注意的是，宝宝吃药的剂量是按照体重计算的，成人的不是按照体重，而是按照临床试验总结出来的标准剂量。比如说对乙酰氨基酚，成人的常规剂量是一次500毫克或者650毫克，每4～6小时吃一次，一天最多4000毫克。布洛芬的成人剂量一般是每次400毫克，每6小时一次，一天最大的剂量是2400毫克。

在临床中，我发现哺乳期妈妈和孕妈妈都有这样的用药误区，她们认为自己处于特殊时期，碰到需要吃药的时候，常常将用药的剂量降低，甚至服用儿童用药剂量，目的是减少对宝宝的伤害。妈妈们有这样的想法，是因为她们一心想着宝宝，想将药物对宝宝的伤害降到最低，这种想法的出发点是好的，但不科学，还很可能事与愿违。药物进入体内后若要起到治病的效用，就需要足够的剂量。孕妈妈或者哺乳期妈妈都属于成人范畴，服药的剂量也应该按成人剂量服用，而不是按照儿童的剂量，否则吃进去达不到起效的剂量，也就达不到治疗疾病的目的。

如果鼻塞、流鼻涕，可以选用生理性海水鼻腔喷雾器护理鼻子，或者通过吸入热水蒸汽的方式缓解鼻塞。

如果咳嗽有痰，就选些化痰的药，但我不推荐吃止咳药，因为咳嗽其实是人体排痰的一种正常生理反应，如果强行用止咳药止咳，不但不能把痰排出来，而且一旦痰里的病菌感染到肺，还会形成新的感染。所以如果咳得不是很厉害，不要吃止咳药，况且市售的止咳药止咳作用也很有限。

如果感冒伴有嗓子疼的症状，可以选择用淡盐水漱口。如果淡盐水也不能缓解，市场上的润喉糖也可以缓解此症状。润喉糖可以在哺乳期偶尔使用。实在疼得厉害，也可以使用对乙酰氨基酚止疼。

药店买药的小窍门：在柜台前蹲下来找

常会有网友向我反映，我推荐的这些单一成分的药品在药店里很难买到，比如布洛芬普通片就不好买。针对这个问题，我可以提供一个小窍门：去药店买单一成分的药品时，要蹲下来找。因为这些药通常比较便宜，利润自然不会太高，药店是盈利性的商家，逐利是商家的本性，药店也就不会把它们放在黄金的位置，大多会将它们放在货架的最下层、最不显眼的位置上。

说到药店，可能一般人不太知道，在国内的很多药店里，除了有药师和一般店员外，还有很多药厂的促销员。他们出于各自的利益推荐给你的药品，不一定是最适合你的，而是他们各自代表的药厂生产的产品，并且通常情况下这种产品可能是价格相对比较高的。所以我们在买药时，一定要仔细看店员推荐的药是不是对自己的症，不要被店员忽悠。

另外，在选择药品时，要尽量选择大品牌、口碑好的公司或药厂生产的产品，这样药品质量更有保障一些。但根据目前药店的现状，如果你要买很便宜的含有单一成分的药品，就别想再挑剔它的生产厂家了，你能找到它就算运气不错了，因为很多时候这种药在小药店里是没有的，毕竟它们太便宜了，小药店一般不卖。

乳腺炎也可以边吃药边哺乳

乳腺炎是哺乳期相当常见的疾病，通常如果病情不严重，可以通过按摩的方法疏通乳腺来治疗。如果自己不知道应该怎样按摩，可以请专门的通乳师帮忙。如果乳腺发生严重感染了，通常是由于乳头被宝宝咬破或者堵奶等引起了细菌感染，这个时候就需要用抗生素进行治疗。需要注意的是抗生素一定要在医生的指导下使用。

哺乳期可使用青霉素类和头孢类药物

常规使用的抗生素，往往是青霉素类或者头孢类。这两类都是在哺乳期可以安全使用的药物，也是美国儿科医师协会推荐的药物。哺乳期妈妈服用这类抗生素，对吃奶的宝宝基本没有影响，即使有影响也可能只是影响到宝宝肠道的菌群。我们人体肠道内有用来消化食物、分解食物的益生菌，虽然它们对人体是有益的，但毕竟也是一种细菌，而抗生素是杀菌的，而且不会分辨好坏，它们杀死坏细菌的同时，也会把好的细菌杀死。如果哺乳期妈妈体内的抗生素累积到一定的量，也会有一部分通过母乳进入宝宝体内，可能会使宝宝肠道内益生菌的数量减少。所以服用抗生素的妈妈要学会细心观察，看宝宝有没有出现腹泻的症状。如果只是轻微的腹泻，说明药物对宝宝的影响不大，妈妈可以继续吃药；如果宝宝出现严重腹泻的情况，就说明药物已经对宝宝产生不利影响了，最好不要哺乳了，或咨询医生后改用其他种类的抗生素。

一般来说，如果乳腺炎没有严重到非得住院治疗、医生严令停止哺乳的程度，都可以正常哺乳。但有很多妈妈为安全起见会保守一些，即使医生给她开的是安全的药，她也要停止哺乳。其实，这时可以通过调整服药时间来降低药物对宝宝的影响。

可以在宝宝刚喝完奶，进入长睡眠之前服药。这样就能将药品对宝宝的危害减到最低。因为药物在妈妈体内处于浓度高峰期的时候，宝宝在睡觉，等宝宝睡醒了，高峰期已经过了，这时妈妈再哺乳对宝宝的影响就会变小了。另外，妈妈吃完药后也要注意多喝水，这有利于更快地将药物代谢出体外。

足疗程用药才能确保乳腺炎不反复

治疗乳腺炎需要有耐心，有时候你越是没耐心，它越容易反复。网络上有不少朋友向我求助，说乳腺炎反反复复总是复发，应该怎么办。有个网友说他老婆的乳腺炎三周就复发一次。

其实，乳腺炎反复复发通常有两个原因。一个是妈妈的哺乳习惯不好。有的哺乳期妈妈上班时不把奶泵出来，就容易导致乳腺管堵塞，如果这时还不自己按摩乳房，就容易患乳腺炎。另一个原因是在第一次治疗乳腺炎时没有将细菌全部杀死。很多患者服用抗生素杀细菌时，一感觉症状缓解了，烧退了，乳房也不疼了，就以为病好了，就把药停了，但事实上，细菌并没有完全被杀死，它们可能会因为停药变得更强大，又重新向患者发起进攻了，这样乳腺炎就会复发。通常用抗生素治疗乳腺炎，疗程为 10 ～ 14 天，一定要足疗程使用抗生素。

所谓的安全减肥药都是幌子

好多妈妈生完宝宝，高兴之余也会苦恼地发现：自己重了那么多！一想到休完 3 个月的产假就要回去上班了，这些新妈妈们就苦恼无比：以这么肥胖的身材面对同事，情何以堪！此时，很多妈妈就想到了减肥。于是到处寻找速效的减肥药。

哺乳是最好的减肥方式

世上没有安全有效的减肥药，我不推荐哺乳期用药物手段减肥，也不推荐哺乳期妈妈通过控制饮食来减肥。一方面要恢复本身的健康；另一方面又要担负泌乳与哺育婴儿的重任，每天需要分泌 600 ～ 800 毫升乳汁，需要摄入大量的营养，所以哺乳期妈妈不能靠节食来减肥。但是对于体重增加过多的妈妈来说，脂肪摄入不可过多，烹调食物时，可以适当控制食用油的用量，多用蒸、煮、炖等烹饪方式。

其实，哺乳期妈妈通过哺乳就可以减肥，因为哺乳本身就是一个消耗能量的过程。并且，哺乳期妈妈要注意的是，这时候减肥要有耐心，因为冰冻三尺非一日之寒，通过 9 个月渐渐堆积的肥肉，怎么可能在一朝之间化为乌有，所以，哺乳期妈妈们至少也要给身体 9 个月的恢复时间。若急于求成地乱用药物减肥，对自己和宝宝都没好处。

别让自己成为小白鼠

目前减肥药市场非常混乱，很多减肥药不但没有减肥效果，还可能给身体带来极大的副作用，例如前文中提到的"曲美被禁售"事件。还有很多减肥药根本不是药品，而是一些保健品，服用这类保健品更加危险，因为它们不需要拿到国药准字号批准文件就可以在市场上出售，而且保健品生产过程中质量控制也没有药品严格，所以常常会有违法添加有害化学成分的报道，而这些违法添加的化学成分，常常是已经在市场上禁售的有害成分。要区分药物和保健品也很简单，从药盒上就可以看出来，药品包装盒上有"国药准字"的字样，保健品包装盒上是"健食字"的字样。

左旋肉碱就是一种典型的没有减肥效果的减肥保健品。

人体其实可以自己合成左旋肉碱，它在体内的主要作用是负责把脂肪运送到线粒体里，线粒体再将脂肪转化为能量消耗掉。在这里，左旋肉碱起到的只是运送的作用。有人就其功效做过一个形象的比喻：如果把脂肪比作煤，左旋肉碱就是运煤的卡车，线粒体就是发电厂，左旋肉碱的作用就相当于一辆把煤送到发电厂去发电的卡车。一个发电厂的发电量是一定的，所以它在一段时间需要的煤量也是固定的，需要的卡车也是固定的，如果人为地补充一两百辆卡车去运煤，发电厂也无法在相同的时间消耗更多的煤。所以，左旋肉碱在临床使用中并没有减肥的功效。在临床上，左旋肉碱用作药品使用的名称叫作左卡尼汀，它的功效是用于治疗肾衰竭，患有肾衰竭的病人体内已经无法合成生理需求的左旋肉碱，所以他们要额外补充这种药品。另外，在给早产儿或者是低体重儿吃的奶粉里也会添加一点左旋肉碱，因为这两类婴儿体内合成左旋肉碱的能力比较弱，所以才给他们补充一些。

哺乳期减肥，除了坚持喂奶外，还可以尝试运动的方式，循序渐进地以健康为目的而减肥。不要急于求成，更不能为达目的胡乱服用减肥药，否则就会得不偿失。

可选择使用的三类眼药

"您好，我是哺乳期妈妈。因为得了急性结膜炎，医生开了可乐必妥（0.5% 左氧氟沙星滴眼液），请问滴这个眼药水的时候能不能喂奶，如果不能喂，停药多久可以喂？哺乳期可以用什么眼药水呢？"类似的问题每天都会在我微博上出现，哺乳期眼药的选择以及用了眼药水还能不能哺乳这类问题让很多妈妈纠结。

眼病有很多种，眼药水也分好多种类，虽然许多眼病都有红肿疼痛的症状，但其发病机理不一样，因此使用眼药水需要对症下药。本节就介绍一下主要的几类眼药水、它们治疗的症状以及哺乳期是否能用。

第一，杀菌类眼药水。它是眼药水中比重最大的一类，例如上文中那位妈妈提到的左氧氟沙星滴眼液，还有常用的氧氟沙星、妥布霉素、红霉素等滴眼液或者眼药膏都属于这一类。这类眼药水里含有抗生素成分，可以用来治疗眼睛的细菌感染，滥用这种眼药水会破坏眼睛的菌种生态平衡，因此此类眼药水多为处方药，而且，没有一种眼药水可以对抗所有类型的感染，所以抗生素类眼药水必须根据医生的处方使用。一旦医生建议使用，那么这类的眼药水在哺乳期短期正确使用是安全的。

第二，抗过敏类眼药水。此类眼药水主要用于缓解因尘埃、感冒、过敏、揉眼等引起的眼睛充血、瘙痒、灼热感以及其他刺激症状，例如那素达、色甘酸钠等滴眼液。此类眼药水多为非处方药，一般药店都可以买到。哺乳期短期使用缓解充血、瘙痒症状也是可以的。

第三，润眼类眼药水。主要是用于增加眼睛湿润度，缓解眼睛不适症状，如聚乙烯醇滴眼液和潇莱威、新泪然等人工泪液。市场上大概有十几种，有些有防腐剂，有些一次性包装的没有防腐剂，在药店里按照非处方药出售，哺乳期妈妈可以自己购买，在哺乳期使用是安全的。

眼药水的使用非常普遍。但是，会正确使用眼药水的人并不多，正确使用滴眼液的方法参见第 211 页"正确使用眼药水，不要被电视广告误导"。

得了荨麻疹，大多数抗过敏药都能用

"冀老师，哺乳期间得了荨麻疹可以吃什么药呢？实在太难受了，每天都无法入睡，痒的时候头发都要抓掉了还不敢吃药。"生活中，像这个妈妈一样得了荨麻疹却不敢吃药的人还有很多，她们忍受着巨大的身心折磨硬扛，就怕用药会对宝宝不好，而有的甚至因为用药就索性给宝宝断奶了，这样真的非常可惜。事实上，绝大多数的抗过敏药在哺乳期使用是安全的，比如氯雷他定，它虽然可以进入乳汁，但进入乳汁中的量是很少的，还达不到能够伤害宝宝的量，哺乳期妈妈完全不用因为吃这个药而给宝宝断奶。而且，这种药本身就有儿童使用的糖浆剂型，治疗儿童过敏时也会用到这个药。

荨麻疹，俗称"风疙瘩"，是一种常见的过敏性皮肤病。过敏体质的人在接触到过敏原时，会在身体的非特定部位，冒出一块块形状、大小不一的红色风团，并伴有瘙痒。荨麻疹的病因比较复杂，引发荨麻疹的过敏原既可来自体内，也可来自体外，而体外过敏原是荨麻疹发病最主要的诱因。急性荨麻疹常见的诱因是药物和食物。在起疹前 3 周内吃的药物都有引起过敏的可能。若起疹前曾感冒发烧，服过药，一定认真回忆一下，想清楚是哪些药物，今后别再服用这类药物。海鲜、干果类等食物也可引起荨麻疹的发作。在治疗方面，应该特别注意查找过敏原，尽量远离过敏原。同时，患荨麻疹的妈妈更要忌口，不要吃刺激性食物，如葱、姜、蒜、浓茶、咖啡、酒等，并且不要吃易引起过敏的食物，如鱼、虾、螃蟹等海鲜。和其他皮肤病一样，荨麻疹最常见的症状之一也是痒。瘙痒时应尽可能避免抓挠。哺乳期妈妈在治疗的同时，一定要管住自己的手，如果挠破皮肤，还可能引发感染。在瘙痒剧烈时，除了可以口服氯雷他定外，也可以外涂炉甘石洗剂。如果荨麻疹反复发作，一定要及时就医。

善用信息渠道，规避无心之错

我在前面说过，用药时首先应该听从医生的建议，不要擅自用药，但同时也提醒了哺乳期妈妈，有些医生对哺乳期用药并不十分了解，也会犯下无心之错。当哺乳期妈妈遇到不那么靠谱的医生时，要知道去哪里检索服用药物的相关信息。

按理说药品说明书是关于本药品最可靠的信息来源，但鉴于目前国内的药品说明书内容普遍滞后，没能根据临床的数据作及时的修改，某些哺乳期可用的药，在其中文说明书上标注的却是"禁用"。最典型的一个药品的例子是用于治疗疼痛、发烧等病症的布洛芬，其中一些中文药品说明书中标注了"哺乳期妇女禁用此药品"，而这种药在国外哺乳期妈妈中使用得却很普遍，头疼、牙疼等疼痛通常都靠它来缓解。国外的临床数据表明，哺乳期妈妈在服用布洛芬后，母乳中每小时检测到的布洛芬的量，即使在最高峰时也没能达到儿童使用的量。要知道，布洛芬这个药本身也可以用于儿童退烧，所以哺乳期妈妈使用此药不会对宝宝造成影响。除了说明书修改滞后这个原因外，药品说明书里常常标注"孕期和哺乳期禁用"这样字眼的另一个原因是药厂怕惹上不必要的麻烦，也会倾向于将孕期和哺乳期女性这类人群列为药品禁用人群。

　　在国外，有些地方会有专门的药师或者医生给哺乳期妈妈提供用药指导，也有一些机构创建一些数据库，给哺乳期妈妈提供可检索的安全用药信息，比如隶属于美国国家医学图书馆的 Lactmed 数据库就属于这一类。

　　此数据库将能够收集到的药品在哺乳期临床的数据综合到一起，对其作出分析，并把分析的结果以药品条目的形式列出来。当我们想了解某种药品用于哺乳期是否安全时，就可以进入此数据库进行查询。检索到的数据来自于临床监测，安全可靠。通过了解这些数据，我们就可以判断该药品哺乳期使用会不会对宝宝造成影响。

　　Lactmed 数据库是免费的，任何人都可以登录，只要你懂英文，就可以看得懂。如果你有苹果手机，还可以在手机上下载一个 Lactmed 数据库的终端，查阅起来更加方便。由于工作关系，我也会经常到 Lactmed 数据库查哺乳期用药的安全信息。在网上回复用药咨询时，我也会推荐哺乳期妈妈使用布洛芬止疼，当网友拿药品中文说明书上的"哺乳期禁用"的信息再次向我求证时，我会把 Lactmed 数据库中关于布洛芬的详细信息转发给他们参考，他们看后通常也会接受我的意见。

哺乳期安全用药原则

小细节，大影响

哺乳期妈妈需要注意的是，若不得已使用了哺乳期禁用的不安全药物，需要暂停哺乳。即使用药结束，恢复哺乳的时间也有讲究。根据药物在体内清除的理论，每一种药物都会有半衰期，通常会在药品说明书里注明，一般认为经过 5 个半衰期左右药物就能从体内完全清除，就可以恢复哺乳了。例如抗菌药物左氧氟沙星，说明书里标注的半衰期是 6 个小时左右，5 个半衰期的时间药物在体内基本清除，因此用半衰期的数值 6 乘以 5，就能算出大概 30 小时药物可以从身体里清除完全，也就是说吃药后 30 个小时左右可以恢复哺乳。

另外，药物剂型通常分为速释剂型和缓 / 控释剂型，以片剂为例，普通片通常都是速释剂型，需要一天多次吃药。缓 / 控释片通常为长效剂型，常规一天吃一次药就行。因此，哺乳期妈妈用药时，应选择速释剂型，尽量避免缓 / 控释剂型，以防止药物在母体内停留时间太长。

哺乳期妈妈另外要注意的是，6 个月以下的宝宝不适合接种流感疫苗，他们对流感的抵御能力更需要依靠妈妈，因此推荐哺乳期的妈妈接种流感疫苗。同理，为了防止家人患流感而把病毒传染给小宝宝，家中照顾宝宝的看护人员也应该及时接种流感疫苗。

哺乳期拍片和看牙也让很多妈妈纠结。事实上，做 CT、X 光和核磁共振的过程中，身体会承受一定的辐射，但它不会影响之后的哺乳，妈妈可以不用担心。补牙的过程中会用到麻药，但补牙使用的麻药在体内代谢很快，也不会影响到吃母乳的宝宝。

哺乳期外用药使用须知

关于外用药的使用，哺乳期妈妈们的问题更多。

"冀老师，我的脚气发作啦，又痛又痒，还在哺乳期，请问可以用啥药啊？"大家都知道达克宁可以治疗脚气，它的有效成分是硝酸咪康唑，这个成分外涂基本上不进入乳汁，因此哺乳期局部外用不影响哺乳。

"请问哺乳期乳房皮肤湿疹（非乳头非乳晕部分）可以用药吗？会进入乳汁吗？"哺乳期妈妈患湿疹的也很多，哺乳期湿疹的治疗和护理方法可以参见第 086 页"湿疹的护理和治疗是一场持久战"一节，那些方法同样适用于成人湿疹的治疗和护理。哺乳期可以选择使用丁酸氢化可的松或莫米松之类激素强度稍弱的激素，但要注意应短期小面积使用，要在喂奶后涂，别让宝宝皮肤接触到，尤其别让宝宝吃到。如果给乳房上的湿疹抹药，喂奶前需要把药膏彻底清洗掉。

"请问药师，乳头被宝宝咬伤，为避免感染，能否涂抹金霉素软膏或百多邦，并于下次哺乳之前洗净？"几乎每个哺乳期妈妈都有乳头被宝宝咬伤的经历，治疗宝宝的咬伤通常推荐使用羊脂膏，这个药膏即使被宝宝吃进去也没事。如果买不到，也可以哺乳后立刻涂少量金霉素软膏或者百多邦，下次哺乳前洗净，别让宝宝吃到或宝宝皮肤接触到。

我们医院曾经接诊过一个 4 个月大就患水痘的宝宝，病因是由于妈妈得了带状疱疹。这里特别想提醒一下哺乳期妈妈：引起水痘的病毒和引起带状疱疹的病毒是同一种病毒。哺乳期妈妈若得了带状疱疹要避免与宝宝亲密接触，但治疗带状疱疹的阿昔洛韦哺乳期使用是安全的。

　　总之，哺乳期用药的使用原则是：尽量避免使用哺乳期不安全的药物；有自愈倾向的疾病能不用药就不用药；患病需要用药时，不要硬扛，尽量选择哺乳期安全的药物；一旦使用药物，要按照成人正常剂量服用，不要随意减量；尽可能选择单一有效成分的药品，避免复方制剂；尽可能选用速效剂型而避免长效剂型；能用外用药解决问题时，不选口服药；服药时间应该以哺乳后立刻服用为最佳，或者在宝宝最长的一轮睡眠之前服药；为了自己，也为了宝宝免受流感的侵袭，建议哺乳期妈妈及时接种流感疫苗。

第五章

认识这些常用药，有备无患

现在几乎家家都有一个小药箱，里面放满了各种各样的药。可是大多数人对哪些药可以家中常备、哪些药需要医生处方、常见药物的正确用法等并不清楚，甚至在用药方面还存在严重的误区。这就像在身边埋了一颗炸弹，随时都可能因为错误的用药方法而给身体造成伤害。

自我药疗常识

网络上有一个流传甚广的《医大教授教你用最便宜的药治常见病》的帖子，帖子内容如下：

一、牙痛

红霉素片（三粒）+ 维生素 B_1（四粒）+ 维生素 B_2（两粒）开水送服，一天两次，半小时止疼。

二、腹泻（急性）

一般的用保济丸就可以了（三毛一袋），如果较严重的话用氟哌酸（七毛一板）搞定。

三、感冒

刚要感冒也就是有一点点症状时不要忽视，这个时候最重要，用维 C（五毛一袋）或速效伤风胶囊（六毛一板），如果发烧就加用安乃近（两块左右一盒，有的药店可拆散卖。吃此药要多喝水）。

如果流鼻涕或鼻塞得很厉害，可以用琦克（这个较贵，十块一盒，但见效快，一颗见效，可以拆着卖，一块一颗）。

四、咳嗽

咳嗽有痰而且痰黄或带血丝，可用牛黄蛇胆川贝液（一块多的两块的都有）＋阿莫西林（两块左右）。

干咳或痰少可用甘草片（两三块左右）＋阿莫西林。

五、咽喉肿痛

刚开始不舒服就要注意了，应立即吃药，可用清火片或牛黄片（一毛一袋），再严重些可加阿莫西林。

这种专业人士一眼就能看出破绽的不靠谱帖子，却几乎每个月都会被不同的人在不同的地方以科普的名义贴出来，每贴一次，还都会有无数热心的人士帮忙飞速传播，使千百万人上当受骗。每次我看到这个帖子，都会觉得悲哀，一个没名没姓的所谓医大教授几分钟编出来的东西竟然有那么多人愿意相信，而我花几个小时敲出来的辟谣帖往往没多少人会认真看！所谓谎言说了千遍也就成了真理，要纠正过来真的很难！

相信传言不如武装自己

为什么说这是个不靠谱的推荐呢？因为这里面推荐的氟哌酸、阿莫西林、红霉素都是抗生素，属于处方药，老百姓是不应该自己随便滥用的，大家应该都知道滥用抗生素会培养耐药细菌，一个负责任的医大教授哪能随随便便推荐老百姓自己去药店买抗生素吃呢？另外，退烧早已经不使用安乃近了，因为临床发现安乃近可引起致命性粒细胞缺乏症，全世界已经有 30 多个国家禁用安乃近，且不说美国、日本、澳大利亚等发达国家，连尼泊尔这样的发展中国家，也已将其列为禁止用药范围。普通的老百姓不一定知道这事儿，可医大教授能不知道吗？一个负责任的医大教授应该提醒老百姓尽量避免使用这类药物，因为这类药物在中国还没被完全禁用，还能买到。因此这帖子是不是医大教授写的还真难说。

我分析了一下，这个帖子之所以受欢迎，症结在于目前医疗体制下的"看病难、看病贵"。这帖子刚好迎合了老百姓想要治病方便又图省钱的心理。日常生活中，有的人生了病就愿意自己买药吃，嫌到医院排队看病手续麻烦，而且收费多。自己买药吃不是不可以，但普通百姓，要想达到安全买药、自己治病的目的，需要先具备相关的医药学常识，知道什么病可以自己买药吃，什么病必须去看医生，还得知道自己在药店能随便买什么药，不能随便买什么药。

你可能听说过政府倡导的"小病去药店，大病上医院"的治病模式，这里的"小病去药店"其实就是国外提倡的"自我药疗"。世界卫生组织对自我药疗的定义是："自我选择和使用药品来处理自我认识的症状和疾病"。"自我选择和使用药品"指在没有医生开处方的情况下使用非处方药物，用来缓解轻度的、短期的症状，或者用来治疗轻微的疾病，例如感冒。

非处方药，自我药疗的主要药物

既然提到了要使用"非处方药物"，下面就说说什么是非处方药。简单地说，药品包装盒的右上角有 OTC 标识的药就是非处方药。OTC 是英文"Over The Counter"的缩写。翻译过来指的就是在柜台上你可以自己随意挑选的药，也就是现在大型药店里货架上顾客可以自选的药品。它是老百姓可以不经过医生开处方，直接从药房或药店购买的药品，而且是可以不用医疗专业人员指导也能使用的药品。

OTC中又分甲类OTC和乙类OTC。甲类OTC在药盒的右上角有红色OTC标识，指老百姓只能在具有《药品经营许可证》并且配备执业药师或药师以上专业人员的社会药店、医院药房购买的非处方药；乙类OTC在药盒的右上角有绿色OTC标识，指除了社会药店和医院药房外，老百姓还可以在经过批准的超市、宾馆、百货商店买到的非处方药。乙类非处方药安全性比甲类更高，因此无须医师或药师的指导就可以购买和使用。

顺便提一句，保健品类（例如钙片、润喉糖等）不是药品，其批准文号一般标以"食健字"，由于不是药品，所以没有非处方药的OTC标识。

非处方药主要包括感冒药、止咳药、退烧止疼药、通便药、外用药等。被列入非处方药的药物，一般都经过临床较长时间的全面考察，具有以下诸多优点：

第一，适应证是患者能自我判断的病症，药品疗效确切，使用方便安全，起效快速。

第二，一般能起到减轻病人不适的作用，能减轻小疾病初始症状或防止它恶化。

第三，不含有毒或者成瘾的成分，不容易在身体里蓄积，不会产生耐药性，不良反应发生率低。

第四，说明书文字通俗易懂，患者可以在说明书的指导下正确使用。

法律规定非处方药的说明书要十分详尽，说明书内容项目除有药品名称外，还要求列出该药的主要成分、药理作用、适应证、用法用量、

不良反应、禁忌证、注意事项、生产日期、有效期、贮存方法以及批准
文号等，在国家食品药品监督管理总局的网站上可以检索到所有非处方
药的说明书范本，参见链接 http://app1.sfda.gov.cn/datasearch/face3/dir.
html 药品项下的"OTC 化学药品说明书范本"和"OTC 中药说明书范本"
（如图 5-1）。

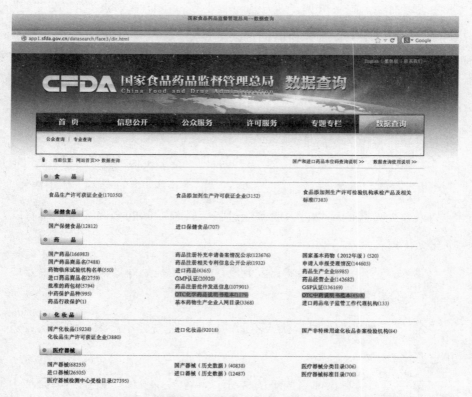

图 5-1　国家食品药品监督管理总局网站非处方药说明书范本查询

非处方药与处方药，疗效没有优劣之分

有人认为，非处方药比处方药疗效差，于是不按说明书服用，随意加大剂量或缩短给药间隔时间。有的人则不相信非处方药，有小毛病仍是喜欢跑大医院找医生，浪费了不少时间和精力。其实，这两种情况都是认识上的误区。临床上，一些有经验的专科医生也常常会用非处方药来为患者治疗，由此可见，处方药与非处方药并非疗效的"好"与"差"之分。其实，很早以前，所有的药品都是处方药，必须由医生开处方才能使用。但到了20世纪70年代，由于出现了百姓想要方便快捷地自己治疗"小伤小病"的需求，以及政府想要减轻一些医疗费用负担的需求，国外开始实行药品分类管理制度，将一些临床使用时间长、被证明安全且有效的处方药转化为非处方药。

我国在1999年正式出台《处方药与非处方药分类管理办法（试行）》，公布了第一批国家非处方药目录，并于2000年1月1日起正式实施。非处方药制定实施后也不是一成不变的，每隔3～5年还要进行一次再评价，推陈出新，优胜劣汰，确保非处方药的有效性和安全性。随着医药科技的发展，新药大量上市，对每一种非处方药的认识也在不断深入，有的处方药不太可能成为非处方药，但经过改变剂型或减小规格剂量后也可能变成非处方药，例如，用于急性炎症、类风湿关节炎等疾病的氢化可的松片剂和注射剂必须凭医师处方才能出售和使用，而且使用过程需要专业医务人员进行监护，但用于治疗皮炎的氢化可的松外用软膏剂就可以作为非处方药使用。截至2013年10月，我国公布的非处方类药品西药类一共有1179种，中药类有4588种，全部信息可以在国家食品药品监督管理总局的网站www.sfda.gov.cn"数据查询"里检索到。

进行自我药疗，应具备五点素质

根据资料调查显示，目前世界各国老百姓自我药疗情况为：1. 60% 以上的病症最初是用某种自我护理（或保健）形式处理；2. 占世界总人口约 60% 的人每天服用 1 种药品，其中 57% 属于自我药疗；3. 在美国，出现小毛病时用非处方药治疗的人要比找医生治疗的人多 4 倍。

尽管非处方药方便了患者，但是，我们也不能忘记"是药三分毒"这句警示，要根据病情对症选用非处方药。同时，购买非处方药，一定要到店内悬挂《药品经营许可证》和《营业执照》的正规药店购买。

为保证自我药疗安全，患者应该具备下述最基本的五点素质：

第一，了解相关医药学常识后再自我药疗，不能盲目自我服药。

第二，确定自己得的病适合自我药疗后再服药，不适合自我药疗的疾病一定要先去看医生。例如高血压、糖尿病等慢性病就不适合自我药疗。这些病需要专科医生做出正确的诊断后给出合理的处方，患者根据医生处方用药，所以治疗这类疾病的药都是处方药。

第三，买药时知道咨询药师，服药前知道详细阅读药品说明书。

第四，根据药品说明书上的标注，自行服用非处方药一段时间后（一般为 3 ～ 7 天不等），症状没有减轻甚至加重，应及时去医院就医，以免延误病情。

第五，认清药品包装右上角的 OTC 标识，不购买没有 OTC 标识的处方药。

处方药，必须找医生开处方

为什么我一再提醒不要随便购买处方药呢？看了下面的介绍大家就明白了。

顾名思义，处方药是指患者只能在医生的指导下才能使用的药物。所以开这类药的医生必须有处方权，而且患者需要在医生的监护指导下购买、使用。因为处方药大多属于以下几种情况：

第一，上市不满 5 年的新药，临床对它的药效和副作用还要进一步观察。曾经就有上市不久便被撤市的新药，例如用于降糖的曲格列酮，上市仅两年就被发现有严重的肝脏副作用，因此被退市禁用。

第二，可产生依赖性或者容易被滥用的某些药物。例如，安定类镇静催眠药物，少量镇静，适量可以治疗失眠，但过量会抑制呼吸导致死亡；再例如，抗生素类药物，滥用会导致超级细菌的产生，可能会造成临床上出现无药可用的危险局面，因此这些药必须凭处方购买。

第三，药物本身毒性较大的药物。例如，所有抗癌类药物。

第四，用药方法有特殊要求、必须在医生指导下使用的药物。例如，注射剂必须在医疗机构里由专业的医护人员严格无菌操作给药才行。再例如雾化使用的药物，需要有相应的雾化机器和医务人员指导如何操作，因此用于雾化的药物也都是处方药。

居家常备非处方药推荐

常见病症选药推荐

上一节普及了处方药和非处方药的相关知识，我相信大家应该都清楚了，处方药是一定要医生开处方才能遵医嘱吃的药，不同的病人病情不同，因此医生开的处方也会不同。这里不介绍处方药，只简单列出一些常用的非处方药。列这个清单不是为了让大家照单抓药，而是希望大家能提前熟悉这些药名和用途，一旦需要的时候能记起它们。另外，我不主张家庭常备太多的药品，尤其是生活在城市里的居民，楼下三五百米就有药店，需要时现买就来得及。如果备太多，用药时很容易滥用；如果长期不用，药品又很容易过期，存在不小心吃了过期药的风险。我的家庭小药箱常备的也只有退烧的对乙酰氨基酚，补液的口服补液盐，消毒的碘伏、棉棒，覆盖伤口的创可贴等几种药。

退烧止疼药：对乙酰氨基酚、布洛芬

家庭药箱里首先要备的就是退烧止疼药。退烧止疼药通常推荐对乙酰氨基酚和布洛芬，关于它们的退烧作用已经在前面阐述了。除了退烧作用以外，这两个药也是常用的止疼药，可以用于缓解头疼、牙疼、月经痛等很多疼痛症状。布洛芬同时还有抗炎的作用，也用于治疗风湿，跌打损伤、扭伤等引起的炎症，但布洛芬对胃肠道有刺激作用，有胃溃疡的病人不能使用。家庭药箱里的药要将儿童和成人剂型分开存放。像布洛芬和对乙酰氨基酚，成人用的是片剂或胶囊剂，儿童就要用滴剂或混悬液。由于这两种药的儿童剂型口感很好，宝宝喜欢喝，家长应将药

放在宝宝拿不到的地方,以免宝宝过量误食引起中毒。

镇咳祛痰药:盐酸氨溴索、乙酰半胱氨酸、氢溴酸右美沙芬

咳嗽多半是因为体内有痰,所以治疗咳嗽主要还是要化痰。化痰性药物通常可以选用盐酸氨溴索、乙酰半胱氨酸。盐酸氨溴索通过黏液排除促进作用以及溶解分泌物的特性促进体内痰液排出去,起到止咳的作用。乙酰半胱氨酸通过分解痰中的黏蛋白,使痰液变得稀薄易于咳出而达到止咳目的。这两种药也分成人和儿童两种剂型:成人有片剂,儿童有糖浆剂或者颗粒剂。

针对刺激性干咳,一般使用的是抑制咳嗽反射中枢的镇咳药,这类药绝大多数是处方药,例如含有可卡因的糖浆,滥用会成瘾。唯一的一个非处方药是氢溴酸右美沙芬,有成人和儿童通用的糖浆剂,也有成人的片剂。

缓解鼻塞、流鼻涕药:生理性海水鼻腔喷雾剂、盐酸羟甲唑啉鼻腔喷雾剂(商品名:达芬霖)

6个月以下的婴儿,可以直接给他们用注射级别的生理盐水,也就是0.9%的氯化钠。用小滴管吸一点点,滴到宝宝鼻腔里面,可以起到滋润鼻腔的作用。针对6个月以上的婴幼儿,我们通常推荐使用儿童专用的生理性海水鼻腔喷雾剂。

成人缓解鼻塞可以用羟甲唑啉鼻腔喷雾剂(5毫克/10毫升)。它可以减轻鼻黏膜充血的症状。很多时候鼻塞是因为鼻黏膜充血了,减轻充血症状就能缓解鼻塞。羟甲唑啉也有针对2~6岁儿童的剂型(1.25毫克/5毫升)。这个药每天最多使用两次,连续使用不要超过3天,因为有研究表明,如果连续使用此药物超过3天,它会有反弹效应,使鼻塞症状更严重。有人坐飞机时,由于气压的变化鼻塞会很严重,也可以用它来缓解症状。

常用感冒药：可以参见第 023 页"感冒药只治标不治本"中相关内容

抗过敏药：马来酸氯苯那敏、氯雷他定

马来酸氯苯那敏（也叫扑尔敏）和氯雷他定都是抗组胺类抗过敏药，可以用于过敏性鼻炎、慢性荨麻疹、瘙痒性皮肤病及其他过敏性皮肤病的治疗。这两种药的区别在于马来酸氯苯那敏属于一代抗组胺药，止痒的效果会稍微强些，但一代抗组胺药有使病人嗜睡、乏力这样的不良反应，适合睡前服。同属这一代的抗过敏药还包括苯海拉明和赛庚啶。为减轻第一代的不良反应，二代抗过敏药氯雷他定被研制了出来。除了嗜睡、乏力等不良反应小外，二代抗过敏药还有长效的作用，通常一日只需服用一次。同属二代抗过敏药的还有西替利嗪。另外，马来酸氯苯那敏只有成人的剂型，而氯雷他定和西替利嗪除了有成人的片剂外，还有儿童用的糖浆剂或者滴剂。

腹泻用药：口服补液盐、蒙脱石散、微生态调节剂

腹泻，最怕的是脱水，所以腹泻时有必要补充电解质和水分，家中应备口服补液盐，必要时冲饮服用。口服补液盐的用法前文已阐述过，在这里就不赘述了。

腹泻次数较多，伴有发烧、脓血便等情况时，就不能只服口服补液盐了，需要去看医生。如果呕吐严重无法进水或者无尿、少尿也应该立即就医，不能自己买强力止泻药来吃，如盐酸洛哌丁胺就属于强力止泻药的一种。要知道腹泻也是人体的自我防御机制之一，腹泻的过程也是把对人体不利的细菌或病毒排出去的过程，而强力止泻药是通过抑制肠道的反应，让肠道蠕动减缓来强行止泻的。也就是说，吃了强力止泻药后，病毒或细菌就排不出去了，这样反而不好。但一些黏附剂性质的止泻药还是可以用的，如蒙脱石散。它会附着在肠道黏膜上，对黏膜起到一定的保护作用，还可以吸附肠道的病毒和细菌。它不像强效止泻药，会让腹泻立刻停止，但是它会缩短腹泻的时间。例如，如果你不吃药会拉肚子拉 5 天，但若用了蒙脱石散，你的腹泻时间可能缩短为 2 ~ 3 天。另外，在腹泻的过程中，肠道的益生菌也会流失，因此腹泻时可以适当补充一些微生态调节剂，如培菲康、整肠生、丽珠肠乐等，要注意这一类药通常要求放在冰箱里保存。

便秘：开塞露、乳果糖

开塞露的有效成分是甘油，属于刺激型泻药。它是通过肛门插入给药，药物润滑肠道并且刺激肠道进行排便反射，激发肠道蠕动而排便。短期使用相对安全，长期使用很可能会导致对药物的依赖性，形成没有强烈刺激就不肯排便的习惯。因此开塞露只能被偶尔用来缓解宿便。乳果糖是人工合成的不吸收性双糖，它是口服剂型，在肠道内不被吸收，但具有双糖的高渗透活性，可以使水、电解质保留在肠道而产生高渗效果，从而软化粪便以利于其排出，因此它是一种渗透性泻药，由于对肠壁没有刺激性，常用于治疗慢性功能性便秘。

胃肠胀气：西甲硅油

治疗胃肠胀气，可以使用西甲硅油，也叫二甲硅油。儿童和成人都可以用。它在肠道内起的作用是把肠道内的大气泡变成小气泡，并排出体外，我们也可以叫它消泡剂。这个药非常安全，婴儿也可以用，常用于缓解婴儿的肠绞痛症状。因为它只是在肠道内走一圈，不会被肠道吸收进血液，因此，不会有全身的副作用。

缓解烧心反酸的药：碳酸氢钠、碳酸钙、铝碳酸镁、氢氧化铝、雷尼替丁、法莫替丁、奥美拉唑

胃烧心反酸的时候，可以服用一些抑酸剂，也就是抗酸的药物。常

用的抗酸药物分三类：第一类药物能中和胃酸，减轻胃酸对食管黏膜的刺激腐蚀，这类药包括碳酸氢钠、碳酸钙、铝碳酸镁、氢氧化铝等；第二类药物可使胃酸分泌减少从而缓解症状，这类药包括雷尼替丁、法莫替丁等；第三类是质子泵抑制剂，通过小肠吸收后，经血液循环，在胃壁富集，从而抑制胃酸，这类药物包括奥美拉唑等。

皮肤护理用药：低敏保湿霜、炉甘石洗剂、0.1% 丁酸氢化可的松、红霉素眼药膏

轻微的皮炎、湿疹等只要做好保湿就会变好，所以家中备一盒低敏保湿霜还是有必要的。无论是蚊子叮咬引起的瘙痒，还是长痱子导致的瘙痒，或是其他未知原因导致的皮肤瘙痒，都可以用炉甘石洗剂来止痒。氢化可的松可以治疗皮炎、湿疹，有止痒消炎的作用。在美国非处方药柜台上面有很多种 1% 的氢化可的松，但是中国没有，中国药店里能买到的激素强度比较弱的激素药膏是 0.1% 的丁酸氢化可的松药膏，其作用与1% 的氢化可的松药膏相当。治疗轻、中度的皮炎湿疹，激素药膏通常一天最多用两次，不能用太多，而且用的时间也不能太长，一般也就是用5～7 天。涂的药量也不能太多，薄薄的一层就可以了。鼻炎时擤鼻涕太多会导致鼻腔溃烂，可以使用红霉素眼药膏治疗细菌感染。患细菌性结膜炎时也可涂抹眼睛。虽然红霉素本身是抗生素，注射和口服的红霉素是处方药，但红霉素眼药膏这个剂型是非处方药，患者自行使用眼药膏对细菌的耐药影响不大。

外伤护理：碘伏、莫匹罗星软膏、创可贴

人难免有摔伤、擦破皮的时候，这时一般不主张用酒精消毒，一是因为酒精有刺激性，会使伤口很痛；二是不利于伤口的恢复，通常推荐用清水或者生理盐水洗掉伤口上的污渍。如果伤口有出血可以用棉签蘸碘伏去擦，所以家庭药箱里可以常备碘伏。但碘伏开封后保存时间很短，很快就挥发了，所以碘伏备一小瓶就行。

如果伤口有出血状况，用碘伏擦过之后，可以用创可贴贴上，防止上边再粘上脏东西。另外，碘伏只能起消毒杀菌的作用，不能治疗细菌感染。如果伤口有脓包等细菌感染症状，可以用以下两种药膏：一个是红霉素软膏，一个是莫匹罗星软膏。这两个药虽然是抗生素，但属于比较不容易产生细菌耐药性的抗生素，而且它们本身就是外用药，使用起来相对安全有效，所以是非处方药。

我们小的时候，磕碰了或擦伤时，就会用红药水和紫药水，事实上这两种药物目前国际上是禁用的。红药水里面含有红汞，汞是有毒性的，它可以通过破的伤口被人体吸收。紫药水的成分是龙胆紫，它的杀菌作用比较弱，还会在伤口上面留下斑点。有人说用碘酒，但碘酒含酒精，擦伤口会很刺激，很疼，另外碘酒擦伤口也不利于伤口后期的恢复，目前也不主张使用。

在处理伤口时，民间有种做法是把庆大霉素的针剂打开后涂抹在伤口上，这种做法我也不推荐。庆大霉素要做成针剂而没有外用的剂型，说明它会影响细菌的耐药性。如果打开外用的话，容易增加细菌的耐药性。当临床真正需要用到庆大霉素针剂的时候，有可能就不管用了。所以对于没有外用剂型的抗生素，不要轻易把它作为外用药来用。而且，针剂都属于处方药，更不应该随便使用。

常备医用器材：体温计、纱布、绷带

体温计最好选用电子体温计，水银体温计容易打碎，打碎后流出的汞会对人体造成伤害。药店也可以买到无菌纱布、棉球和绷带，家中也可以备一些用来止血、覆盖伤口。

总体上说，家庭备药的目的在于临时缓解症状。对于轻症来说，缓解症状辅以休息并加强营养就有可能使病人免去求医之苦。对于重症来说，临时使用家庭备药是为了减轻病痛对病人的进一步伤害，为就医争取时间。因此，准确判断自己的病情轻重是用药的前提。通常判断病情轻重主要看精神状态，精神状态好的人可以在家先观察，精神状态萎靡不振并且和平时明显不一样的人要及时就医。

掌握药品说明书里的玄机

无论是自己买的药还是通过医生开处方拿的药，吃之前认真阅读药品说明书都是非常必要的。只有掌握了说明书里的玄机，你才能真正做到安全用药。

2012 年国家食品药品监督管理总局发布的《公众安全用药现状调查报告》显示，服药前会仔细阅读药品说明书的居民，上海是 52.4%，北京是 50.3%，高达半数的人吃药不看说明书。更不容乐观的是，北京市药品不良反应监测中心公布的《社区中老年用药调查报告》显示，超过 80%的被调查者在服用药品时不看药品说明书，而是根据以往的用药习惯或听从亲友介绍服药。也有相当一部分人看不懂药品的说明书，导致不能合理使用药物。同时，目前有相当一部分药品说明书也令患者望而却步，难以起到准确指导用药的作用。

严格说来，说明书应该有两种，一种是给医务人员看的，另外一种是给患者的用药指导。根据医务人员和患者知识背景以及理解能力的不同，两种说明书上的文字内容应该是不同的。给专业人士看的内容应该专业、全面，给患者看的内容应该通俗、简洁。你看一般进口的药，说明书都很厚。老百姓越看越害怕，上面光讲副作用就讲好几页，实际上，这种说明书在国外是给医务人员看的，老百姓去药房取药的时候，药师会另给患者一份浅显易懂的说明书。给专业人士看的说明书上的信息要全面，上面的信息都是医务人员非常需要的，专业人员通过看说明书，了解这个药具体的作用机理是怎样的，它在临床上的试验数据都有哪些。而给患者看的说明书，通常是用简洁、通俗易懂的语言告诉患者应该如何去服用这个药，以及注意可能的不良反应等信息，这种给患者看的说明书目前我国只是非处方药有，处方药还没有提供这类的患者说明书。

那么，当我们买来一盒新药，面对说明书上面密密麻麻的一大堆信息，在服药前，应该重点看清楚哪些内容呢？

看清适应证对症服药

适应证是指该药品所直接治疗的疾病。自我药疗，看适应证是非常重要的。要仔细核对自己的症状和说明书描述的是不是一样，对照自己的症状选药，必要时要咨询药师，并以此确定购买的药品是否对应自己的身体症状。

区分"商品名称"和"通用名称"

药品的说明书上，会写着"商品名称"和"通用名称"两个名称。你可能会有疑问，同样的药物成分，怎么会有那么多的名字，这是怎么一回事呢？药品的通用名称是全球通用的，一般用英文的译名表示。例如"对乙酰氨基酚"就是个通用名称。不同的药厂生产这个药时，为了树立自己的品牌，往往要给自己的药品注册独特的商品名称以示区别，因此"对乙酰氨基酚"的商品名就有"百服咛""泰诺林""必理通"等。你用药时，不论商品名称是什么，都要认准通用名，即药品的法定名称，这个名称是唯一的。你应该注意到了，在上面列出的药品清单中，我所使用的都是药品的通用名称。因为要记住五花八门的商品名也不是那么容易的事情，有时连专业人员都容易给绕糊涂，我作为专业药师也记不全所有药的商品名，但只要告诉我这个药的通用名，我就知道这个药是治疗什么病症的了。

认清有效成分

"有效成分"这一栏在说明书中也很重要。尤其是对复方感冒药来说，一个药里含多种有效成分，稍不留神就可能把相同的成分给吃多了，吃过量了。

例如，商品名为"日夜百服咛"的感冒药，通过看说明书里的有效成分，我们可以知道它含有对乙酰氨基酚、盐酸伪麻黄碱和氢溴酸右美沙芬3种有效成分，这3种有效成分起的治疗作用是完全不同的。其中，对乙酰氨基酚是用来退烧止疼的，伪麻黄碱可以缓解鼻塞，右美沙芬可以用来镇咳。要是你吃"日夜百服咛"的同时吃"新康泰克"，你可能觉得这是不一样的药，但仔细看下新康泰克的有效成分，你会发现它也含盐酸伪麻黄碱，这样你就把这个成分吃重了，就容易导致药物过量。所以，一定要看清有效成分，尤其是多种药物同时服用的时候，以避免重复用药。

重复用药其实是最常见的用药错误，甚至有些医务人员也会犯这样的错误，有时你去看医生，医生可能会给你开一堆药，保不齐这里面就有含相同有效成分的药。如果你自己吃药前不认真核对药物的有效成分，就容易过量服药。看病寻求专业人士的帮助是对的，但是专业人士有时也会犯错误，因此你必须要对自己的身体负责，吃任何药之前，要仔细查看它的有效成分。

读懂用法用量，正确用药

剂量和用法是指每一种疾病所需要服用的药量和服用的方法，需要注意的是，这里所说的剂量是一般推荐量，对于个别病人，由于个体的差异，推荐的剂量可能并不适合你，这时一定要到医院去请医生对你的用量进行调整。

同时，要看清药物的服用方法：是在饭前还是饭后服用，能否空腹服用，必须整片吞服还是可以掰开服用，每天吃几次，每次多大剂量等。看清说明书中对药品规格的描述也很重要。对于单一成分的化学药品，规格通常是指药物的含量，常以克、毫克或者微克等单位来表示。需要指出的是，同一种药品可能有好几种规格，服用的时候一定要看清楚规格再吃。比如阿莫西林胶囊，就有 250 毫克一粒和 500 毫克一粒两种规格。500 毫克的剂量比 250 毫克的剂量大一倍，如果医嘱是让你每次吃一粒 250 毫克的胶囊，但你吃的是一粒 500 毫克的胶囊，那剂量就错了。

看清注意事项，客观理解不良反应

药物的注意事项包含了很多信息，如出现什么情况应该咨询医生，什么情况下应该慎用，孕妈妈、老人、儿童在服用过程中应该注意什么，药物漏服以后怎么办等。药物的相互作用则表明了该药不适合与哪些药同时使用，它会增强或减弱哪些药物的效果。增强其他药的疗效也不一定是件好事，因为疗效过强有时就会转变为害处，疗效增强的同时，不良反应也会增强。

说明书中还有"不良反应"这一栏。这一栏主要是明确解释这个药物有什么副作用。通过这一栏，我们就能预知这种药物存在的潜在危险。其实每种药品都有不良反应，这是药品的固有属性。例如布洛芬这一类的药品，它对胃肠道有刺激。我能预期到它的不良反应，如果患者胃不好，我就不推荐使用这个药，或者非要吃这个药的话，为避免药物对患者胃部产生不良反应，我会建议他同时吃上胃黏膜保护药。

一般来说，列出的不良反应越详细，在一定程度上反映出这个药已经做过了充分的药理和临床验证，安全性可能更好。有些人习惯于使用没写任何不良反应或者不良反应标注"尚不明确"的药品，误以为这样就表明药物没有不良反应，看到某些药品说明书详细罗列的一些不良反应反而疑虑重重、不敢用药，这其实是认识上的误区。

明晰禁忌证，避免危险

药品说明书上都有"禁用""忌用"和"慎用"这些字样。

"禁用"是指会使某些病人引起严重不良反应或中毒，故禁止使用。如阿司匹林标明"胃十二指肠溃疡患者禁用"，如果胃十二指肠溃疡患者用了，可能会导致消化道出血；感冒药新康泰克标明"严重高血压患者禁用"，严重高血压患者用了可能会进一步升高血压，带来危险。

"忌用"是指某些药品对某些个体差异较大的病人可能出现严重不良反应，因此没有足够把握时要避免使用。

"慎用"则是对某些特殊的人群如儿童、老人、孕妈妈或肝肾功能不全者提出的用药警告，提醒使用时要谨慎，但仍然可以用。

如果不注意看说明书上的禁忌证，就会忽略危险，产生意想不到的危害。所以，使用药物前一定要仔细核对。

关注药品批准文号

批准文号相当于药品的身份证。你可以根据药品的批准文号去查询它是不是假药。查询方法很简单，只要登录国家食品药品监督管理总局的网站 www.sfda.gov.cn，将批准文号输入进去，就能查到该药品是否有审批上市的批准文件。如果没有查到，就说明你手里的药是假的，它的批准文号也是假的。通过批准文号，你还可以知道这个药到底是中药还是西药，批准文号里以大写字母 H 开头的，是西药，H 是"化学药"的"化"字的拼音首字母；如果是以 Z 开头的，就说明它是中药，Z 是"中药"的"中"字的拼音首字母。

关注产品批号

药品的包装上都会有产品批号。产品批号是什么意思？就是药品在生产过程中，虽然原料和工艺相同，但是每一批投料生产出来的药品在质量上还是有差异的。所以为每一批药品编制固定的序列号作为批号，它由一组数字或字母加数字组成。一旦出现用药事故，可以按批号事后追踪这批药品的去向。你可能听说过药品有召回的制度，当药品出现了问题，监管部门会按照批号将药品召回。也就是说哪一批药品出现了质量问题，就把哪一批药品召回。另外，我们在药房管理药品时，也是按照批号进行管理的。医院会将每一个药品的批号在它入库的时候记录得非常清楚。如果有哪一批药品出现严重不良事件，药品监管部门就会发布公告宣布将这一批药品召回，药房也就会按照批号将药品找出来下架。

检查有效期，保证存储安全

吃药前查看药品有效期，过期药千万别吃，该扔就扔。

药品的效期通常用有效期或失效期表示。其中有效期是指药品在规定储存条件下质量能够符合规定的期限。如药品的有效期为 2013 年 11 月，是指本药品在 2013 年 11 月 30 日仍有效，而到 2013 年 12 月 1 日则失效了。失效期是指药品从生产之日起到规定的有效期满以后的时间。如药品的失效期为 2013 年 11 月，是指本药品可以使用的时间为 2013 年 10 月 31 日，到 2013 年 11 月 1 日就失效了。

药品一次吃不完，就要妥善保存。有的人将药买回家后，就把包装拆了，说明书扔了，还有人把药从铝箔里面一颗颗抠出来装进一个小瓶里，吃的时候倒出来吃，他们觉得这样方便。其实这样做是不对的，将药包在铝箔真空环境里，是为了防止药物降解，防止药物在空气中氧化。把药物都抠出来装进小瓶里，吃着是方便了，但时间长了，药物就没疗效了，吃了也不起作用了。

药品的储存注意事项在说明书上面都会有相关的说明。有些说要放在阴凉处，有些说需要冷藏，有的需要避光，还有的是室温保存。一般室温指的就是25℃以下。阴凉处存放指的是在20℃以下的环境存放。冷藏的温度指的是冰箱里面2℃～8℃的温度，也就是保鲜的温度。冷冻就要 −18℃左右。

还有一点，药品不能存放在潮湿的地方，药物受潮容易发霉变质，因此厨房和浴室是不能放药的。下面这一点往往容易被人忽视：很多药打开瓶盖会发现里面有一团棉花，或者有一袋干燥剂。你是直接把它扔了，还是吃完药再把它放回药瓶里？不少人下意识的动作是放回去。这样做就错了。棉花或干燥剂是在密封的环境中起干燥作用的，药瓶一旦打开通气之后，棉花或干燥剂会吸收药瓶外面的水分，这时再将它放回瓶子里反倒将潮气带给了药品。因此正确的做法是把棉花或干燥剂扔掉，然后把瓶盖拧紧。而且，药品的外包装盒也不要扔掉，最好在上面写上药的名字、服用方法、在什么症状下使用、开瓶日期、有效期等。药品一定要放到儿童不能触及的地方。很多粗心的妈妈把药品放到了宝宝能拿到的地方，宝宝因为好玩就可能误服，进而造成药物中毒的后果。

不同剂型不同用法简介

吃药要靠喝水来送服的常识大家都懂,但就有些"忙人"为了图省事直接干吞药片,也有些"猛士"为了显示自己的吞咽本领高强而这么干。在他们看来,一吞一咽就能把药片吃进去了,至于是否把药片吃到了应该起作用的位置,他们可没想这么多。事实上,干吞药片,最容易使药片粘在食管壁上,一些对食管黏膜具有刺激性的药物(例如氯化钾、双磷酸盐等)长时间滞留食管,可能会造成胸骨后疼痛、烧灼等不适,严重时还会引起食管炎、食管溃疡和食管糜烂,这可不是开玩笑的,而是在临床上实实在在发生过的。因此,千万别图省事或者为了逞强而干吞药片!

不同的药物剂型用药还有哪些讲究?下面我将选几个常用的剂型给大家简单介绍一下。

片剂

片剂是药物与辅料均匀混合后压制而成的片状制剂。片剂以口服普通片为主,也有含片、舌下片、口腔贴片、咀嚼片、分散片、泡腾片、阴道片、缓释或控释片与肠溶片等。从总体上看,片剂由两大类物质构成:一类是发挥治疗作用的药物(即主药);另一类是没有治疗作用的物质(即辅料)。辅料起的作用主要包括:填充作用、黏合作用、崩解作用和润滑作用,有时还起到着色作用、矫味作用等。

片剂又分口服片剂、口腔用片剂和外用片剂。

口服片剂

口服片剂又分为以下若干种：

一、普通片。指将药物与辅料混合压制而成的片剂，本书中说的速释片就指这类普通片。

二、包衣片。指在片心外包衣膜的片剂。包衣的目的是增加片剂中药物的稳定性，掩盖药物的不良气味，改善片剂的外观等。包衣片又可分为：1. 糖衣片。指主要用糖为包衣材料包制而成的片剂。2. 薄膜衣片。指外包高分子材料的薄膜的片剂。3. 肠溶衣片。指外面包着一层在胃液中不溶解，只有在肠液中才可溶解的保护衣的片剂，目的是防止药物在胃液中被破坏并避免药物对胃的刺激性等。因此，在服用肠溶片时，不能将药片掰开、嚼碎或者研成粉末，这样会破坏保护性外衣，导致药物过早释放，一方面可能造成胃黏膜刺激，引发或者加重胃溃疡；另一方面胃液也可能使药物灭活，而无法发挥药物疗效。

三、咀嚼片。指在嘴里嚼碎后咽下的片剂。这类片剂较适合幼儿，幼儿用咀嚼片中会加入糖类及适宜香料来改善口感。

四、泡腾片。指含有泡腾崩解剂的片剂，泡腾片遇水可产生气体（一般是二氧化碳），使片剂快速溶解，例如维生素 C 泡腾片等。如果不小心将泡腾片口服，会在口腔及胃肠道迅速释放大量气体，刺激黏膜，甚至造成意外。正确的做法是将它溶解在温水中，待完全溶解后口服。

五、分散片。指放入温水中可以迅速溶解，药物分散在水中可以形成混悬液的片剂。这种片剂适合婴幼儿（药味不苦时）及老年人服用，它可以被迅速吸收。

六、缓／控释片。指通过特殊的工艺使得药物缓慢或者按控制好的速度释放而延长作用时间的片剂。与普通速释片比较起来，缓／控释片剂可以减少服药次数，更适合高血压、高血脂、糖尿病等慢性病患者长期服用，例如降糖药格列齐特缓释片、降压药硝苯地平控释片等。一般情况下，缓/控释片剂都需要整片吞服，不能掰开、嚼碎或者研成粉末，否则会破坏剂型，失去缓慢释放或控制释放药物的意义，更有可能导致剂型中的药物突然大量释放，从而增加药物的毒副作用。对于有特殊说明可以掰开的药物，也一定要沿着药片上事先刻好的刻痕掰开，不能随意掰开。服用这类剂型的患者有时会发现一个奇怪的现象，竟然在排出的大便里发现了完整的药片！难道是药品质量出了问题？事实上，为了达到使药物缓慢释放的目的，一些这类的药片在制备的过程中会给药物盖个完整的房子（药物外壳），当药物释放吸收完，房子会随大便排出，因此不用担心药物没起作用，你在大便里看到的药片不过是药物外壳罢了。

口腔用片剂

口腔用片剂又分为以下两种：

一、口含片。指含在颊膜内缓慢溶解而发挥治疗作用的片剂。口含片多用于口腔及咽喉不适，可在局部产生消炎、杀菌的作用，例如，得益口含片（通用名：地喹氯铵短杆菌素含片）等。这种药片含在嘴里时，不要将它嚼碎，含服的时间越长越好。含服完，半个小时之内尽量不要喝水、吃东西，保持咽喉部位比较高的药物浓度，这样可以更好地起到杀菌的作用。

二、舌下片。指置于舌下的片剂。它的含法与口含片不同，口含片可以含在口中任意位置，而舌下片一定要含在舌下，因为舌头下面的毛细血管非常丰富，所以药物吸收的速度非常快，例如，用于缓解心绞痛的硝酸甘油舌下片，就需要在舌下含服，让它迅速起效来挽救生命。

千万不要将舌下片吞服，这样不仅起效慢，而且往往还达不到治疗效果，甚至无效。

外用片剂

指阴道片和专供配制外用溶液用的压制片。前者直接用于阴道，如甲硝唑阴道泡腾片治疗细菌性阴道炎。外用溶液片指将片剂加一定量的水溶解后，做成一定浓度的溶液后外用，千万不能口服，如杀菌用的高锰酸钾外用片，需要一片加 500 毫升的水配成溶液，然后外用。高锰酸钾用于皮肤感染的消毒目的，清洗小面积溃烂或脓疮，以及痔疮坐浴，对各种细菌、真菌等致病微生物有杀灭作用。高锰酸钾本身具有强腐蚀性和烧伤性。临床上偶尔能碰到由于误服高锰酸钾外用片而就诊的病人。高锰酸钾外用片误服后局部浓度很高，会对人体产生损害，即使少量也可能对食道、胃黏膜、肠道造成损伤，导致溃疡或者出血。提醒大家千万要注意，不要看到"片剂"字眼就以为是可以吃的药。

胶囊剂

胶囊剂指将药物按剂量装入胶囊中而制成的剂型。胶囊剂一般以明胶为主要原料，有时为改变它的溶解性或达到肠溶等目的，也采用甲基纤维素、海藻酸钙、变性明胶及其他高分子材料。胶囊剂可掩盖药物的不良气味，易于吞服，也能提高药物的稳定性及生物利用度，还能定时定位释放药物。

胶囊剂主要分硬胶囊剂、软胶囊剂（胶丸）。

硬胶囊剂

指将一定量的药物及适当的辅料制成均匀的粉末或颗粒，填装于空心硬胶囊中制成的。硬胶囊应用非常广泛。前面说过了，胶囊一般以明胶为主要原料，合格的药用明胶所用的猪皮或牛皮应是未经铬盐鞣制或未经有害金属污染的制革生皮或新鲜皮、冷冻皮。2012年，河北一些企业用生石灰处理皮革废料熬制成铬超标的工业明胶，卖给一些药厂冒充药用胶囊，让患者吃进肚子，从而引发了轰动一时的"毒胶囊事件"，事件中查处了一批药厂，召回了一系列药品。由此导致老百姓对服用胶囊剂型的担忧，引发了诸如"胶囊可以拆开服吗？"之类的疑问。虽然胶囊壳本身没有药效，但发挥着重要作用，包括：1. 掩盖药物的不良气味，如中药胶囊剂；2. 避免药物灼伤食道，如米诺环素胶囊；3. 避免药物对胃的刺激或者保护药物不被胃酸破坏，如肠溶胶囊；4. 控制药物释放速度、延长药物作用时间，如缓/控胶囊。如果将胶囊拆开服用，可能会降低药效或者增强药物不良刺激，此外也不利于对药物剂量的准确把握。因此通常不宜将胶囊拆开服用。如确实不得已必须拆开服用，应该先咨询医生或者药师等专业人员。不过，"毒胶囊事件"之后，国家相关监管部门对胶囊的监管已经很严格，现在正规药厂生产的胶囊剂型药品还是可以放心服用的。

软胶囊剂

它是将一定量的药物溶于适当辅料中，再用压制法（或滴制法）使之密封于球形或橄榄形的软质胶囊中。将油类药物封闭于软胶囊内而制成的胶囊剂，又称胶丸剂。用压制法制成的，中间往往有压缝；用滴制法制成的，呈圆球形而无缝。软胶囊剂可以整体吞服，也可以剪开胶囊挤出药物服用，例如维生素 D_3 软胶囊等。

颗粒剂、混悬剂、干混悬剂

颗粒剂

指将药物与适宜的辅料配合而制成的颗粒状制剂，一般可分为可溶性颗粒剂、混悬型颗粒剂和泡腾型颗粒剂。其主要特点是可以直接吞服，也可以冲入水中饮用，应用和携带比较方便，溶出和吸收速度较快。主要缺点是容易潮解，对包装方法和材料要求高。

混悬剂

指将难溶性固体药物以微粒的形式分布在液体制剂中，如布洛芬混悬液。这就好比一瓶果粒橙饮料，果粒在饮料中并不溶解，所以混悬液并不是澄清的，放久了会产生沉淀。因此，每次使用混悬液前，应像摇果粒橙饮料一样将其充分摇匀，以免药物分布不均而影响疗效。

干混悬剂

指将难溶性药物与适宜辅料制成粉状物，加水振摇即可分散成混悬液供口服的液体制剂。简单点说，就是还没有加水的混悬剂。因为液体剂型的混悬剂稳定性差，容易沉淀或者药物降解，而干混悬剂就没有这个问题。其实很多袋装的抗生素（例如，阿莫西林／克拉维酸钾干混悬剂或阿奇霉素干混悬剂）就是干混悬剂剂型。将药物做成粉末进行包装，服用和保存起来都比较方便。吃的时候，用水冲泡就可以了。有些干混悬剂会使用瓶子包装，临用前需要把整瓶都冲泡好，然后按剂量量取一定的体积服用，剩下的溶液放冰箱里保存。不能将配好的溶液简单地放在常温下保存，那样很容易变质。下一次使用前，要将其摇匀。为了保证服用的剂量精确，最好每次服用时都用量药的量管进行取药。需要注意的是，一定不能直接吞服干混悬剂，因为干混悬剂一般为细小的粉末，容易呛入气管引起窒息。

正确使用眼药水，不要被电视广告误导

我女儿两岁多的时候，患过一次过敏性结膜炎。我从医院给她开了眼药水带回家。一看要给女儿滴眼药水，我老公积极性特别高，拿过眼药就打算给女儿点。我问他知道怎么用眼药水吗，他说很简单啊，扒开上下眼皮，点在眼睛的正中央就行了，电视上的眼药水广告都是这么做的。我告诉他这样做就把眼药点在角膜上了，会让角膜受到刺激，大人这样点都会难受，何况宝宝。电视广告那样滴眼药水是为了产生视觉效果，但并不专业。

使用眼药水时，我们不仅不应该受电视广告的影响，犯将眼药水点在角膜上的错误，还要注意以下几个细节：

瓶盖不要朝下放

瓶盖朝下放，瓶盖边沿很容易沾染到接触面上的细菌，长此以往细菌也可能进入眼药水瓶里，造成眼部感染。正确的放法是将瓶盖朝上放，或者是躺着放。

眼药水不要放在口袋等贴身的地方

眼药水最好放在阴凉处保存，如果贴身放，人体的温度会使眼药水升温，而使药效降低，药效降低了，即使按照使用方法滴药，也起不到良好的疗效。所以，出行必须要带眼药水时，可以将其放在专门准备的携带盒里，这样既方便又能保证药效。

严格按照说明书要求滴眼药

结膜囊容纳量是有限的，一滴眼药水的量正好。有些人误认为多点一滴会增加疗效，其实不然，多点的眼药水有可能会通过眼部黏膜被全身吸收，增加产生副作用的风险。曾有儿童因用阿托品滴眼液散瞳时每

次使用两滴而造成阿托品中毒。

正确使用眼药水，不仅需要注意以上细节问题，还要按正确的步骤来做（见图5-2）：

1. 用皂液洗净双手后，用手指轻轻下拉下眼皮；

2. 将一滴药液滴入扒开的下眼皮和眼球之间的结膜囊内，不要滴在黑眼珠上，结膜囊的容积有限，所以一滴就足够了；

3. 眼药水滴入后，用手指压住内眼角两分钟左右，以防止药液顺着鼻泪管流入鼻腔；

4. 之后用干净纸巾擦掉流出的多余药液。

提示：第二步是关键步骤，当我在微博上科普眼药水的正确用法时，很多人惊呼自己错在了第二步。

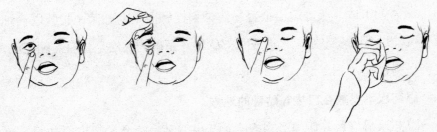

图5-2　滴眼液的正确用法

另外，使用眼药水时还需要注意以下几点：

1. 若同时使用两种或两种以上眼药水，两者间应隔5分钟以上，否则第二种药物会将第一种药物冲洗掉，或两者之间发生反应而影响疗效。

2. 使用混悬剂眼药水之前需摇匀。

3. 眼药水（混悬剂使用除外），如有沉淀或颜色变化，应停止使用。

4. 不要将自己的眼药水给别人使用，以免发生交叉感染。某些眼药水使用后嗓子若有苦味，属于正常现象，这是药液通过鼻泪管流到咽部造成的。

5.眼药水最好放在阴凉处保存，需特殊贮存条件的眼药水，应按说明书上的要求进行存放。眼药水开封后，使用一般不超过 30 天。

除了即用即抛单次剂量的人工泪液性质的眼药水外，其他包装的眼药水都会合法含有抑菌剂（俗称防腐剂）。因为眼睛本身的内环境是无菌环境，眼药水一旦打开，如果没有抑菌剂，就有可能染上杂菌，再次使用时就有可能把杂菌引入眼睛。这也是强调用眼药前要洗净双手，眼药水开封 30 天就要丢弃的原因。同时，也正因为眼药水里含有抑菌剂，因此不建议以眼睛保健的名义长期使用眼药水。

滴耳液的使用是有要求的

有一些病人用了滴耳液后，感到头晕、恶心。这是因为滴耳液的温度太低。人的耳朵分为外耳、中耳、内耳三部分，内耳前庭器官对冷刺激非常敏感，滴耳液的温度太低，会打破内耳的温度平衡，内耳前庭器官受到冷刺激后，就会引起头晕、恶心。

因此，为避免刺激内耳前庭器官，滴耳液的温度最好和体温保持一致。在温度较低的环境下使用滴耳液时，要事先把药瓶放在手心握一会儿，或者把滴耳液瓶放到40℃左右的温水中温一温，药液温度与体温接近时，将其摇匀后再使用。使用时的正确步骤为（见图5-3）：

1.洗净双手，用湿纸巾清除耳内脓液并保持耳内干爽，将头歪向一边或侧躺在床上。如果使用者是儿童，应将耳廓向下和向后拉伸以打开耳道；如果是成人，应向上拉伸耳朵。

2. 按医生指定的滴数，将药液滴进耳内，并用手指轻轻按压耳屏 3 ~ 5 次，以助于药液流入耳内。

注意：使用完滴耳液后要保持侧躺的姿势 5 分钟以上，使耳内的黏膜充分吸收药物，以达到治疗的目的。

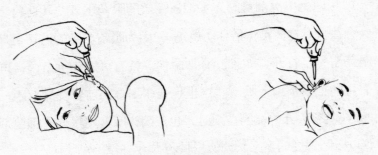

图 5-3 滴耳液的正确用法

各种吸入器用法要正确

使用气雾剂吸入治疗是控制哮喘的有效方法之一，吸入治疗的效果如何，与吸入装置的选择及正确使用有关，现将常用吸入装置及其正确使用方法作一个简单介绍。

压力定量气雾吸入器

压力定量气雾吸入器由药物、推进剂、表面活性物质或润滑剂三种成分组成。使用此种吸入装置的气雾剂有万托林气雾剂、喘康速气雾剂、爱全乐气雾剂、必可酮气雾剂、辅舒酮气雾剂、普米克气雾剂等。它的使用方法为（见图 5-4）：

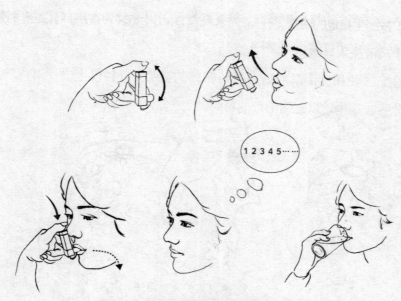

图 5-4　压力定量气雾吸入器的使用方法

1. 移去套口的盖，使用前轻摇贮药罐使之混匀。

2. 头略后仰并缓慢地呼气，尽可能呼出肺内空气。

3. 将吸入器吸口紧紧含在口中，并屏住呼吸，以食指和拇指按压吸入器，使药物释出，并同时做与喷药同步的缓慢深吸气，最好大于 5 秒钟（有的装置带笛声，没有听到笛声则表示未将药物吸入）。

4. 尽量屏住呼吸 10 秒钟，使药物充分分布到下气道，以达到良好的治疗效果。

5. 将盖子套回喷口上。

6. 用清水漱口，去除上咽部残留的药物。

干粉吸入器

国内常用的干粉吸入器有两种：一种为储存剂量型涡流式干粉吸入

器，俗称都保，如普米克都保、奥克斯都保；另一种为准纳器，如舒利迭。

都保的使用方法（见图5-5）：

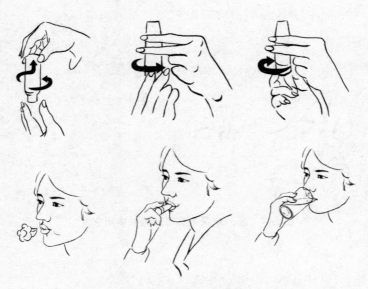

图5-5 都保的使用方法

1. 旋转并移去瓶盖。检查剂量指示窗，看是否还有足够剂量的药物。

2. 一手拿都保，另一手握住底盖，先向右转到底再向左转到底，听到"咔"一声，即完成一次剂量的填充。

3. 吸入之前，先轻轻地呼出一口气（勿对吸嘴吹气），将吸嘴含于口中，并深深地吸口气，即完成一次吸入动作。吸药后约屏气10秒。

4. 用完后将瓶盖盖紧。

注意：每次用药后用清水漱口。

准纳器的使用方法（见图5-6）：

1. 打开外盖：用一手握住外壳，另一手的大拇指放在拇指柄上。向外推动拇指直至盖子完全打开。

2. 准备吸药：握住准纳器使吸嘴对着自己。向外推滑动杆直至发出"咔嗒"声。表明准纳器已做好吸药的准备。

3. 吸入药物：先将气慢慢呼出（不要对着吸嘴呼气），再将吸嘴放入口中深深地、平稳地吸入药物，切勿从鼻吸入。将准纳器从口中拿出。继续屏气约 10 秒钟，然后经鼻将气慢慢呼出。

4. 关闭准纳器（听到"咔嗒"声表示关闭）。

注意：每次用药后用清水漱口！

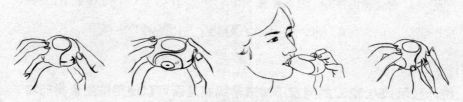

图 5-6　准纳器的使用方法

避开国人八大常见用药误区

接近本书截稿时，我看到了国家食品药品监督管理总局公布的"2013年全国安全用药月暨药品安全网络知识竞赛"的统计分析结果。结果表明，90% 的中国老百姓对如何安全合理用药缺乏了解。竞赛中错误率在50% 以上的问题集中在以下八个方面，涵盖了婴幼儿用药安全、孕期用药、药物禁忌和不良反应、药品贮存和用法等方面内容，有些内容我在前面的章节说过了，这里借着这个统计结果再提醒一次，你也可以和我一起来重温一遍。

统计显示：51.07% 的网友对新生儿慎用氯霉素等抗生素药物缺乏了解

氯霉素主要经肝脏代谢灭活。由于新生儿，特别是早产儿的肝功能发育不全，排泄能力差，服用剂量过大时可导致药物在体内蓄积，引起致命性毒性反应——"灰婴综合征"：最初 24 小时内表现为呕吐、拒绝吃奶、呼吸不规则而速度加快、腹部膨胀、口唇发紫，此后 24 小时，患儿肌肉疲软，皮肤转为灰色，体温降低等。因此在给新生儿用药时要更谨慎。

统计显示：50.32% 的网友不知道孕妈妈是否可以使用抗生素类药物

孕期谨慎用药的做法非常正确，但不能一概而论，随意滥用抗生素或坚决不用抗生素都有可能危及孕妈妈和胎儿的安全。正确做法是在医生指导下选择孕期使用安全的抗生素，青霉素类和头孢类抗生素对胎儿相对安全，可遵医嘱使用，但仍须严密注意过敏反应；远离一些会对孕妈妈及其腹中胎儿造成伤害的抗生素，如链霉素会引起胎儿听力受损导致耳聋，四环素会导致胎儿畸形，要禁止在孕期使用这些类型的抗生素。

统计显示：58.88% 的网友不了解酒精会对服用药物产生极大影响

不是吃所有的药都需要禁酒，但下列药在服用时一定要禁酒：所有头孢类抗生素，用于治疗抑郁或戒烟的安非他酮、安定类安眠药，治疗痤疮的维 A 酸，治疗抑郁的度洛西汀，抗菌药甲硝唑等。酒桌上，千万别劝吃了头孢、甲硝唑等药的人喝酒，酒精会与这些抗生素产生双硫仑反应，轻者头晕、恶心，重者可致休克，甚至死亡！安眠药（安定）也是禁止与酒精类饮料同服的药物，同服极易加重嗜睡、昏睡表现，严重的有可能造成呼吸抑制，甚至死亡。

统计显示：51.31% 的网友认为自行服用二甲双胍来减肥瘦身是安全有效的

二甲双胍属于降血糖药物，降低血糖的同时确实有减轻体重的效果。但是，减肥药物是针对病理性肥胖症患者的，正常人不应该仅为了追求瘦而使用药物来控制体重，正常人过量服用二甲双胍有可能导致乳酸性酸中毒，轻者出现乏力、恶心、头昏等症状，重者可能出现意识障碍、深度昏迷。正因为它可能会出现严重的副作用，所以二甲双胍是处方药，使用时需遵医嘱，以避免对身体造成额外伤害。

统计显示：50.43% 的网友不知道服药的具体时间

睡前服药是指睡前 15 ~ 30 分钟服用，例如安眠药，30 分钟起效后能促使人快速睡眠。需要注意的是睡前服药后要稍做活动，然后再卧床休息，若服药后立即卧床，药物有可能滞留食道，引起食道溃疡。并且 50.27% 的网友不知道"顿服"的意思，误以为"顿服"即为吃每顿饭时服药，如果按这样理解的"顿服"服药，就极易造成服药过量。其实"顿服"是指将一天的用药量一次服下。此外，空腹服药是指清晨或饭前

1 小时或饭后两小时服；饭前服是指餐前 30 分钟服；饭后服是指餐后 30 分钟服。一般对胃肠道有刺激的药物多建议饭后服用，因为空腹服用会加重对胃肠道的刺激，例如布洛芬饭后服用就可以减少对胃肠道的刺激。有的药物空腹服用能够迅速进入肠道，保持高浓度，药效发挥得好，例如一些收敛止泻药物（如蒙脱石散）、保护胃黏膜的药物（如硫糖铝）等，这些药物就可以在饭前 30 分钟服用。铁剂的吸收有明显的昼夜节律，因此晚上 7 时服用比早上 7 时服用利用度高。人体的血钙水平在午夜至清晨最低，因此晚饭后服用钙片可使钙得到充分的吸收和利用。

统计显示：50.39% 的网友认为硝酸甘油开封后有效期不会发生变化

用于心绞痛发作时救命用的硝酸甘油，因为容易潮解，一旦开封，有效期就不再是 1 年或 2 年了，而只剩 3 ～ 6 个月了，超过时间需要重新购买备用。存在同样问题的还有眼药水，眼药水对无菌要求高，30 天内用不完最好弃用。

统计显示：50.94% 的网友认为牛奶服药不影响药效

某些药物（如氧氟沙星、环丙沙星、四环素等）不可与牛奶或乳制品同服，否则将与牛奶或乳制品中的钙离子结合，影响药物吸收。另外，有很多药都可以和茶水中的鞣质发生作用，产生不溶解的沉淀，使药不能发挥作用，所以服药时也不宜用茶水送服。所以，为保险起见，用温开水服药是最佳选择。

统计显示：50.83% 的网友不知道非处方药还分为甲、乙两类

非处方药根据其安全性分为甲类和乙类两种。甲类非处方药包装盒上"OTC"标识底色为红色，只能在具有《药品经营许可证》、配备执业药师或药师以上药学专业人员的社会药店、医院药房零售；乙类非处方药包装盒上"OTC"标识底色为绿色，除社会药店和医院药房外，还可以在经过批准的普通商业企业及旅店零售。所以说，乙类非处方药安全性更高，在日常进行自我药疗的时候，更推荐大家使用乙类非处方药。

| 后 记 |

漫漫执业药师路

随便在大街上找个人，问他："你知道药师是做什么工作的吗？"十有八九人家会说"抓药的"或者"卖药的"。有一次我的同事坐出租车，在车里和司机聊天，司机问她是做什么的，她答"做药师的"，司机就直接理解为"做钥匙的"，这让她感到无比沮丧。这些对药师的称呼让人感觉它是一点技术含量都没有的工作。

在中国，药师的认知度和社会地位非常低，有些人甚至不知道有这样一个职业存在。我在微博上写科普文章、回答网友的用药咨询时，尽管我一再强调我是药师，仍然有无数人将我当作医生，称我为"冀大夫"。在普通人看来，"抓药的人"是不会有能力为他们解决用药问题的。他们有这样的观念也无可厚非，在长期"以药养医"的医疗体制下，去医院随便看个感冒发烧，都能带回家四五种药。医生开的药越来越多，发药窗口的药师也只能忙着埋头发药了，而人们对药师的认识往往源于对窗口药师的刻板印象。事实上，药师要比人们想象的重要得多。

在国外，药师比医生的可信度还高

国外药师的社会认知度和社会地位一直很高，因此病人对药师也非常尊重，非常信任。药师按照医生处方为病人调配药品，为病人解释药品的服用方法以及注意事项等内容，病人会很耐心地去倾听。对于不严重不需要看医生的头疼脑热等小病，病人常常会直接来到药房，请药师为他们提供非处方药的选择建议和用药指导。对于不适合用非处方药治疗的疾病，药师会及时建议病人去看医生。

我在一家外资医院工作，这里接待的病人有一半都来自国外，他们相对来说要更信任药师，不会像我们国人一样，只会把药师当成"抓药的"。

一次夜班，我正忙得团团转，住院病房的护士打电话过来，说住院部刚刚收治了一个来自美国的孕期病人。医生知道她处于孕期这一特殊时期，为她开了美国食品药物管理局规定的孕期安全分级为 B 级的药——甲硝唑，并给她作了解释：甲硝唑是孕期使用安全的药。但护士执行医嘱时却遇到了障碍，病人希望听取药师对甲硝唑的孕期使用意见，所以希望药师能去她的病房，和她面对面解释甲硝唑孕期使用安全性有多高。

于是，我带着文献资料进了病人房间。病人很焦虑，不仅为自己的病情焦虑，更为因不确定要使用的药品对胎儿的安全性焦虑。我把带来的资料一点点解释给她听，让她知道甲硝唑是使用时间很长的安全药物。孕期使用这个药的临床资料也很多，目前为止没有明确报道孕期使用甲硝唑导致胎儿畸形的案例。听了我的解释，病人的眉头终于舒展开了，叫护士进病房，顺利地用了药。

从这个故事中，我们可以看出美国人对药师是非常信任的。并且，美国 2012 年盖洛普（美国权威调查机构）职业可信度民意调查结果显示，药师的可信度排名第二，比医生还要靠前。

在我们医院里，医生和药师以平等的身份出现在病人的治疗药物选择中，相互尊重，彼此信任。医生们遇到用药方面的难题，也习惯了打个电话问药师。日常工作中，药师为医生们提供用药选择以及药品不良反应方面的意见和建议，审核医生开写的处方，发现不合理用药情况会及时和医生沟通；医生们非常愿意听取药师的意见和建议，也常常主动请药师为他们进行药品使用方面的培训，以弥补他们在药品知识和信息方面的不足。

写到这里，读者也许会有疑问，医生不是应该很熟悉药品才对吗？俗话说"术业有专攻"，医生很熟悉的领域是诊断病人的疾病，找到病人的致病原因，他们会有自己很熟悉的药品，但那通常是他们常用的专科药品，不会是所有的药品。但是，有时候病人的疾病会涉及几个专科，因此病人吃的药，也不单单是一个专科的药，这时候就需要对药品有全面了解的药师为医生提供药品选择方面的意见和建议。比如说一个神经科的医生，他可能对神经科的药品相当精通；但对妇产科的药品，他可能就不了解，也不知道怎么用，这个时候他就需要找药师帮忙。这也就是医院里有会诊这样的制度存在的原因之一。

所以，我们应改变对药师的看法，不要再将药师当成"抓药的"了，而是应该重视他们在给患者治病时所起的作用，利用他们的专业所长，拿药时，尽量从他们那里得到更多更全的药物知识，以保证自己的用药安全。

成为专业的药师，并不容易

现在作为一名有些影响力的药师，我用我所学到的专业知识和临床经验，不仅能在临床中帮助我的病人，还能通过虚拟的网络帮助更多人，我为自我价值的实现而感到自豪。但我成为专业药师的道路并不平坦，为了能帮助更多的药师成长，也希望更多的国人能重视药师给他们带来的价值，我在这里简单分享一下我的药师成长历程。

我高中毕业要填报高考志愿时，对社会的认识还非常有限，也不知道究竟选哪个专业好。于是我妈妈带着我去咨询了一位远房舅舅。这位舅舅在医学院里当教授，他建议我报考医学院的临床医学系。用他的话讲，人吃五谷杂粮，难免会生病，医生这个职业，一辈子都不愁没饭吃。舅妈则反对他的建议，舅妈是舅舅所在医学院附属医院的医生，她以自己切身的工作体会告诉我，女孩子选择做医生不明智。当医生既辛苦又操心，不如报考药学专业，将来当药师，既可以在有事业单位编制的医院里工作，捧上铁饭碗，又不用直接接触病人，下班后还不用惦记医院里病人的情况，干净又省心。听她的建议，我毫不犹豫地报考了药学专业。

进了大学后我才知道，当时的大学药学教育并不适合培养医院药师。药学专业最初设立的时候，我们国家还处于缺医少药的年代，药学院培养药师的目标是毕业生可以到药厂从事药品的制造生产，保障临床药品的供应。几十年过去后，到我上大学时的20世纪90年代初，药品的供应已经基本得到保障，医疗行业内已经开始提出"药学服务"的理念，即药师利用专业知识和工具，向公众（包括医护人员、病人及其家属等）提供与药品使用相关的服务。如果要是适应社会需要的话，大学里药学教育的模式理应进行相应的调整。遗憾的是，直到我毕业，我也没能看到这样的调整，尽管我和我的同学们毕业后大部分被分配进了医院，但我们在校期间主要接受的却是与药厂制药相关的教育，与医院工作对药师专业知识的需求是脱节的。

毕业时，我被分配进了一家大型三甲医院的药剂科，工作在门诊药房。审核医生处方和给患者发药是我的主要工作内容。一方面，审核医生处方上开的药品是否合理，需要非常强的专业知识，但我接受的大学教育里恰恰缺少药物治疗学方面的培训。因此，尽管我在大学读了 4 年的书，我仍然没有能力审核医生的处方。另外，我渐渐发现，即使有这个能力发现医生处方的不合理之处，我也常常很难改变医生的用药决定。"以药养医"的医疗体制下滋生的药品回扣等乱象已经使得药品的使用偏离了它真正的用途。另一方面，就我当时的知识储备和临床经验而言，当有病人多问两句药品的不良反应、药品之间的相互作用等问题时，我又常常回答不上来，请教老药师们，他们给出的答案又似是而非，而且那时也没有现在这么便捷的网络检索工具。所以，我当时做的就是按照医生的处方把药从架子上找出来，只要别拿错就可以，很多老药师就是这样做了一辈子，从他们身上，我看不到自己未来的希望，并且，我为不能真切地帮到病人，心里有深深的挫败感，于是我选择离开。

我离开了公立医院，放弃捧了 1 年的铁饭碗，选择继续读书深造，在协和医科大学接受了 3 年的研究生教育。再次从学校毕业后，我有幸进入高端涉外私立诊所——北京国际 SOS 救援中心诊所工作。在这里，我真正开始了我作为一名有价值的药师的职业生涯。诊所地处北京三里屯使馆区内，主要病人是世界各国的大使以及驻京外企的高管们，这里的医生也来自世界各地。病人看病实行预约制，医生的主要收入来源是诊疗费而不是药品费用，所以医生决定是否给病人开药以及开哪种药，完全取决于病人病情的需要，医生靠自己的诊费而不是靠给病人开药获得体面的收入，病人对医务人员都很信任，也很尊重。

正是在这样一个医生、药师、病人相互信任的良好环境中，我开始真正热爱自己的职业，建立了职业荣誉感，并且为成为一个优秀的药师而努力学习大学教育缺少的专业知识，不但向这里有丰富临床用药经验的资深药师们学习，在他们的言传身教下积累临床经验，还利用工作之余自学。对专业的热爱而迸发出的工作学习热情，让我快速地成长为一名与国际药师接轨的药师。3 年后，我有机会到了美国，在美国很顺利通过了外国药师同等资格考试，进入美国沃尔玛连锁药房工作。

4 年前，我回到北京，来到北京和睦家医院。和国际 SOS 救援中心诊所一样，这里也是涉外国际医疗机构，这里的医生同样来自世界各地，操着各国口音的英语在一起工作。但这里已经不再单纯是"诊所"，而是一所设立了内、外、妇、儿等各专科的综合性医院。这里给了我一个更大的职业发展平台，让我快速成长为今天的和睦家康复医院药房主任。

转眼间，我离开体制内的医院已经十几年了，但体制内绝大多数药师的境遇仍然没有真正改变，在药品回扣的利益纠葛下，药师对药品安全把关的作用仍然微乎其微，药师审核处方拦截用药错误的这最后一道"关卡"仍然形同虚设，那些本该被药师拦截的用药错误让中国老百姓深受其害。

经常有体制内的药师问我："老师，要能像你一样指导病人用药，我该怎么做，有什么书推荐吗？"我常常很无奈地对他们说："药学是实践性非常强的科学，光有理论而没有一个临床实践的平台的话，读什么书也不能真正帮到病人。"

因此，药师这一职业更需要引起全社会的重视，我在这里呼吁，国家能改革"以药养医"的体制，让药品收入与医生的收入脱离关系，使得药品回归它真正的价值；呼吁尽快出台《执业药师法》，在法律上保障药师可以平等地和医生一起为病人的用药负责；同时呼吁大学里的药学教育应更贴近临床，给将要去医院里工作的毕业生以更多临床实践的机会。

一路走来，感谢所有关心和帮助我的朋友

2011 年 11 月，当我注册"@和睦家药师冀连梅"这一微博账号，开始在新浪微博普及安全用药的知识时，想不到两年后能有机会收获 30 万粉丝的信任，也想不到这些科普文字能有机会转化成十几万字的书稿得以出版发行。现在静下心来回首这两年的科普历程，除了自己的真诚付出外，真要感谢科普路上给予我支持和帮助的朋友们。没有他们，或许不会有这本书的面世。

其一，感谢我所就职的和睦家医疗集团。和睦家医疗集团将国际医疗的理念引入中国，搭建了一个药师和医生紧密合作为病人服务的平台，使得我能够在这个平台上真正帮助到病人，并且实现自身的价值。

其二，感谢我的同事们。首先，要感谢北京和睦家医院院长盘仲莹。被称为"在华外资医院管理第一人"的盘院长，一直以开明的态度鼓励医院的医务人员服务社区，科普大众。有了医院领导的支持，我才能够以 V 字认证的实名身份在网络上为大众提供科普知识，迅速取得网友的认可。还有，要感谢院长助理孙迪和电子商务部的原亮，在我申请微博实名认证、进行微访谈以及熟悉微博传播方式等方面提供了很多帮助。另外，要特别感谢药房同事刘瑞凝药师，她帮忙做了最后的书稿审阅工作。

　　其三，感谢 30 万的微博粉丝。粉丝的认可和信任是我两年来不间断做科普工作的源泉和动力。特别要感谢那些在微博上传播和转发科普知识的粉丝们，以及那些呼朋唤友来关注我的粉丝们。

　　在书稿的编辑整理过程中，我虽做了力所能及的工作，但疏忽、表述不清楚或者不妥之处仍然在所难免，欢迎读者不吝指正，以便再版时修订。

冀连梅

2013 年 11 月 7 日写于台湾花莲旅行途中

上海市抗菌药物临床应用分级管理

为合理使用抗菌药，根据各种抗菌药物的作用特点、疗效和安全性，以及上海市的社会经济状况、药品价格等因素，将抗菌药物分为非限制使用、限制使用与特殊使用三级，结合各级医院实际情况进行分级管理。

有关抗菌药物分级管理有以下几点说明：①将抗菌药分为三级进行管理完全不同于临床的一、二、三线用药的概念；②限制使用级药物指适应证的限制，适用患者人群的限制等，所列限制的适应证不等同于该药的临床适应证。非限制使用级是指在分级管理时不设定处方医师的权限，但仍需按各种药物适应证用药；③各级医疗机构可参照《上海市抗菌药物临床应用分级管理目录（2012年版）》制定本院的处方集。

（一）抗菌药分级原则

1.非限制使用：经临床长期应用证明安全、有效，价格相对较低的抗菌药物。

2.限制使用：鉴于此类药物的抗菌特点、安全性和对细菌耐药性的影响，需对药物临床适应证或适用人群加以限制，价格相对较非限制级略高。

3.特殊使用：包括某些用以治疗高度耐药菌感染的药物，一旦细菌对其出现耐药，后果严重，需严格掌握其适应证者，以及新上市的抗菌药，后者的疗效或安全性方面的临床资料尚不多，或并不优于现用药物者；药品价格相对较高。

（二）抗菌药分级管理办法

按照抗菌药物临床使用分类进行分级管理，对各级医疗机构分级管理目录见下表。其中对某些属"限制使用级"的抗菌药品种，因使用较多，为便于处方，按"非限制使用级"管理，但仍应按限制适应证及限制人群使用。此种情况见于应用较多的沿用喹诺酮类的口服制剂。对抗结核分枝杆菌药的使用按是否属结核病防治专业进行管理，即在一、二、三级结核病专业防治医疗机构和二、三级医院结核病科按"非限制使用级"管理；在二、三级医院呼吸内科按"限制使用级"管理，非呼吸内科按"特殊使用级"管理。

1.临床选用抗菌药物应遵循《抗菌药物临床应用指导原则》，根据感染部位、严重程度、致病菌种类以及细菌耐药情况、患者病理生理特点、药物价格等因素加以综合分析考虑，参照《各类细菌性感染的治疗原则及病原治疗》。

2.临床医师可根据诊断和患者病情开具非限制使用抗菌药物处方；患者病情需要应用限制使用抗菌药物时，应根据该级别药物适应证或适应人群使用，并应受主治医师以上专业技术职务任职资格的人员的监督检查，有相关医疗文书记录和签名。

3. 患者病情需要应用特殊使用抗菌药物时，应经感染专科医师或有关专家会诊同意，经具有高级专业职务任职资格医师签名并应有相关医疗文书记录。

紧急情况下根据药物适应证或适应人群，临床医师可以越级使用高于权限的抗菌药物，但仅限于 1 天用量，如需继续使用，必须办理相关审批手续。

4. 抗菌药物预防用药应遵循相关基本原则和适应证。

5. 建立抗菌药物应用会诊咨询的工作常规。

6. 门诊处方抗菌药物的使用以单药为主，原则上不超过 3 天量，最多不得超过 7 天（特殊病种用药除外）；遇有不良反应时应做好记录，并填表上报药物不良反应监测机构。

上海市抗菌药物临床应用分级管理目录
（2012年版）

第一部分

上海市三级和二级医疗机构抗菌药物临床应用分级管理目录

一、非限制使用级

类别	药名及剂型
青霉素类	青霉素G，普鲁卡因青霉素，青霉素V，苄星青霉素
耐青霉素酶青霉素类	苯唑西林，氯唑西林，氟氯西林
广谱青霉素类	阿莫西林，氨苄西林，哌拉西林

续表

类别	药名及剂型
第一代头孢菌素	头孢氨苄，头孢唑啉，头孢拉定，头孢羟氨苄
第二代头孢菌素	头孢克洛，头孢呋辛
β内酰胺类抗生素与β内酰胺酶抑制剂复方	阿莫西林/克拉维酸（口服剂型）
大环内酯类	红霉素，琥乙红霉素，乙酰螺旋霉素，阿奇霉素（口服剂型），罗红霉素，克拉霉素
林可霉素类	克林霉素，林可霉素
硝基咪唑类	甲硝唑，替硝唑，奥硝唑，左旋奥硝唑
其他	磷霉素，复方磺胺甲噁唑，磺胺嘧啶，磺胺甲噁唑，呋喃妥因，呋喃唑酮，制霉菌素

二、限制使用级

类别	药名及剂型	限用适应证、人群及其他
广谱青霉素类	美洛西林，阿洛西林	敏感革兰阴性杆菌（包括铜绿假单胞菌）所致感染
第一代头孢菌素	头孢硫脒	敏感革兰阳性菌感染
第二代头孢菌素	头孢丙烯，头孢替安	敏感革兰阳性菌、革兰阴性杆菌所致感染
第三代头孢菌素	头孢克肟，头孢泊肟，头孢地尼	敏感革兰阴性杆菌（除铜绿假单胞菌外）、革兰阳性菌所致轻中度感染
	#头孢曲松，头孢噻肟，头孢唑肟	敏感革兰阴性杆菌（除铜绿假单胞菌外）、革兰阳性菌所致感染
	头孢哌酮，头孢他啶	敏感革兰阴性杆菌（包括铜绿假单胞菌）所致感染

续表

类别	药名及剂型	限用适应证、人群及其他
第四代头孢菌素	头孢吡肟，头孢匹罗	敏感革兰阴性杆菌（包括铜绿假单胞菌）所致感染
β内酰胺类抗生素与β内酰胺酶抑制剂复方	#阿莫西林/克拉维酸（注射剂），#氨苄西林/舒巴坦	产酶菌或怀疑产酶菌（不包括铜绿假单胞菌）所致感染
	★哌拉西林/他唑巴坦，★头孢哌酮/舒巴坦，★替卡西林/克拉维酸	产酶菌或怀疑产酶菌引起的感染
头霉素类	头孢美唑，头孢西丁，头孢米诺	敏感革兰阴性菌（除铜绿假单胞菌外）、革兰阳性菌和厌氧菌所致腹腔、盆腔、尿路和下呼吸道等部位感染
单环β内酰胺类	氨曲南	敏感革兰阴性菌（包括铜绿假单胞菌）所致感染。需注意该药对革兰阳性菌和厌氧菌无抗菌活性
氧头孢烯类	拉氧头孢	敏感革兰阴性杆菌（除铜绿假单胞菌外）所致感染。应注意其可导致凝血功能障碍
青霉烯类	法罗培南（口服剂型）	敏感菌所致轻中度呼吸道、皮肤软组织和尿路感染

续表

类别	药名及剂型	限用适应证、人群及其他
大环内酯类	阿奇霉素（注射剂）	社区获得性肺炎、慢支急性细菌性感染等
氨基糖苷类	#庆大霉素（口服剂型）	细菌性肠道感染
	#庆大霉素（注射剂），#阿米卡星，异帕米星，奈替米星，链霉素，妥布霉素，依替米星	革兰阴性杆菌或葡萄球菌重症感染的联合用药、尿路感染的二线用药、感染性心内膜炎的联合用药
	#新霉素（口服剂型）	结、直肠择期手术肠道准备
	大观霉素	无并发症的淋球菌感染
四环素类	8岁以下小儿、孕妇、哺乳患者避免应用该类药物	
	四环素	立克次体病，支原体或衣原体所致下呼吸道、泌尿生殖道感染，回归热，布鲁菌病等
	多西环素（口服剂型），米诺环素（口服剂型）	支原体或衣原体所致泌尿生殖道、下呼吸道感染，中重度痤疮的辅助治疗
	多西环素（注射剂）	立克次体病、鼠疫、霍乱，多重耐药鲍曼不动杆菌的联合用药

续表

类别	药名及剂型	限用适应证、人群及其他
喹诺酮类	<18岁、孕妇、哺乳患者避免应用该类药物	
	#吡哌酸	敏感革兰阴性菌所致急性膀胱炎和肠道感染
	#诺氟沙星	敏感菌所致尿路感染和肠道感染、细菌性前列腺炎
	#环丙沙星，#氧氟沙星	敏感菌所致泌尿生殖系、呼吸、胃肠道、腹腔、皮肤、骨关节等感染，伤寒
	#左氧氟沙星	敏感菌所致社区获得性肺炎、慢支急性细菌性感染、急性细菌性窦炎、单纯性和复杂性尿感、皮肤软组织感染等
	莫西沙星	敏感菌所致社区获得性肺炎、慢支急性细菌感染、急性窦炎等感染
多肽类	黏菌素（口服剂型）	结、直肠择期手术肠道准备
其他	利福平	主要作为抗结核分枝杆菌感染治疗联合用药。尚可用于甲氧西林耐药葡萄球菌等所致重症感染的联合用药
	利福昔明	敏感菌所致肠道感染
	氯霉素	敏感菌所致的中枢神经系统感染、伤寒沙门菌感染和厌氧菌感染

续表

类别	药名及剂型	限用适应证、人群及其他
抗真菌药物	氟胞嘧啶	念珠菌所致血流感染、心内膜炎、脑膜炎和尿路感染等，隐球菌所致脑膜炎、肺炎等，除尿路感染外均需与两性霉素B等其他抗真菌药物合用
	#氟康唑（口服剂型），氟康唑（注射剂）	念珠菌病、隐球菌病（包括脑膜炎）等，骨髓移植受者接受细胞毒类药物或放射治疗时预防用药
	伊曲康唑（口服液）	口咽部和食道念珠菌病、中性粒细胞减少发热疑为真菌感染经验治疗
	#伊曲康唑（胶囊剂）	芽生菌病，组织胞浆菌病，不能耐受两性霉素B或两性霉素B治疗无效的曲霉病，甲癣
	伏立康唑（口服剂型）	侵袭性曲霉病，非中性粒细胞缺乏患者念珠菌血流感染，播散性念珠菌皮肤感染，念珠菌食道炎等
	#特比奈芬	甲癣，大面积严重的体癣、股癣或皮肤念珠菌病

三、特殊使用级

类别	药名及剂型	限用适应证、人群及其他
碳青霉烯类	亚胺培南/西司他丁，美罗培南，帕尼培南/倍他米隆，厄他培南，比阿培南	多重耐药革兰阴性杆菌重症感染，重症需氧菌、厌氧菌混合感染；美罗培南、帕尼培南/倍他米隆尚可用于中枢神经系统感染
青霉烯类	法罗培南（注射剂）	敏感菌所致呼吸道、皮肤软组织和尿路感染
喹诺酮类	吉米沙星	敏感菌所致社区获得性肺炎、慢支急性细菌性感染。<18岁、孕妇、哺乳患者避免应用
	洛美沙星	敏感菌所致泌尿生殖道、呼吸道等感染
糖肽类	万古霉素，去甲万古霉素，替考拉宁	甲氧西林耐药葡萄球菌、肠球菌属等耐药革兰阳性球菌所致血流感染、心内膜炎、脑膜炎、肺炎、骨髓炎等感染
多肽类	多粘菌素B，黏菌素（注射剂）	多重耐药铜绿假单胞菌、鲍曼不动杆菌等革兰阴性菌重症感染
噁唑烷酮类	利奈唑胺	甲氧西林耐药葡萄球菌等耐药革兰阳性球菌所致肺炎、皮肤软组织感染等。万古霉素耐药肠球菌感染（包括血流感染）
甘氨酰环素类	替加环素	复杂性腹腔感染
环脂肽类	达托霉素	金葡菌（包括甲氧西林耐药菌株）右心心内膜炎
其他	夫西地酸	葡萄球菌属细菌（包括甲氧西林耐药葡萄球菌）所致各种感染，宜与其他抗菌药物联合

续表

类别	药名及剂型	限用适应证、人群及其他
多烯类	两性霉素B（去氧胆酸盐）	隐球菌、念珠菌、曲霉等真菌所致的各系统感染
	两性霉素B（含脂制剂）	隐球菌、念珠菌、曲霉等真菌所致的各系统感染，尤其不能耐受两性霉素B（去氧胆酸盐）患者
吡咯类	伊曲康唑（注射剂）	芽生菌病，组织胞浆菌病，不能耐受两性霉素B或两性霉素B治疗无效的曲霉病，中性粒细胞减少疑为真菌感染的经验治疗
	伏立康唑（注射剂）	侵袭性曲霉病，非中性粒细胞缺乏患者念珠菌血流感染，播散性念珠菌皮肤感染，念珠菌食道炎等
棘白菌素类	卡泊芬净	侵袭性念珠菌病，不能耐受其他抗真菌治疗的侵袭性曲霉病、中性粒细胞减少发热疑为真菌感染的经验治疗
	米卡芬净	侵袭性念珠菌病，食道念珠菌病，造血干细胞移植受者预防念珠菌病

注：（1）限制使用类药名前有"★"者，在二级医院中按"特殊使用级"管理，未注"★"者，二级与三级医院相同；

（2）标注"#"的"限制使用级"抗菌药物品种，按"非限制使用级"管理，但仍应按限用适应证及限制人群使用。

第二部分

上海市一级医疗机构抗菌药临床应用分级管理目录

一、非限制使用级

类别	药名及剂型
青霉素类	青霉素G
广谱青霉素类	阿莫西林，氨苄西林，哌拉西林
耐青霉素酶青霉素类	苯唑西林，氯唑西林
第一代头孢菌素	头孢氨苄，头孢唑啉，头孢拉定，头孢羟氨苄
第二代头孢菌素	头孢克洛，头孢呋辛
大环内酯类	红霉素，交沙霉素，阿奇霉素（口服剂型），克拉霉素，罗红霉素
林可霉素类	克林霉素，林可霉素
其他	复方磺胺甲噁唑，甲硝唑，呋喃妥因，制霉菌素

二、限制使用级

类别	药名及剂型	限用适应证、人群及其他
第二代头孢菌素	头孢丙烯，头孢替安	敏感革兰阳性菌、革兰阴性菌所致感染
第三代头孢菌素	头孢曲松	敏感革兰阴性杆菌（除铜绿假单胞菌外）、革兰阳性菌所致感染
大环内酯类	阿奇霉素（注射剂）	社区获得性肺炎、慢支急性细菌性感染等
β内酰胺类抗生素与β内酰胺酶抑制剂复方	阿莫西林/克拉维酸（口服剂型）	产酶菌或怀疑产酶菌（不包括铜绿假单胞菌）所致感染
	氨苄西林/舒巴坦	产酶菌或怀疑产酶菌（不包括铜绿假单胞菌）所致感染

续表

类别	药名及剂型	限用适应证、人群及其他
磷霉素	磷霉素（注射剂）	敏感革兰阳性菌（包括甲氧西林耐药葡萄球菌）和革兰阴性菌所致各种感染
氨基糖苷类	#庆大霉素（口服剂型）	细菌性肠道感染
	庆大霉素（注射剂），阿米卡星	革兰阴性杆菌或葡萄球菌重症感染的联合用药、尿路感染的二线用药、感染性心内膜炎的联合用药
喹诺酮类	#诺氟沙星	敏感菌所致尿路感染和肠道感染、细菌性前列腺炎。<18岁、孕妇、哺乳期患者避免用
	#环丙沙星	敏感菌所致泌尿生殖系、呼吸、胃肠道、腹腔、皮肤、骨关节等感染、伤寒。<18岁、孕妇、哺乳期患者避免用
	#左氧氟沙星	敏感菌所致社区获得性肺炎、慢支急性细菌性感染、急性细菌性窦炎、单纯性和复杂性尿感、皮肤软组织感染等。<18岁、孕妇、哺乳期患者避免用
硝基咪唑类	替硝唑	不能耐受甲硝唑的厌氧菌感染患者
吡咯类	氟康唑（口服剂型）	念珠菌病、隐球菌病（包括脑膜炎）等，骨髓移植受者接受细胞毒类药物或放射治疗时预防用药

三、特殊使用级

类别	药名及剂型	限用适应证、人群及其他
氟喹诺酮类	洛美沙星	敏感菌所致泌尿生殖道、呼吸道等感染
吡咯类	酮康唑	皮肤黏膜、口腔尿路念珠菌感染，芽生菌病、球孢子菌病、组织胞浆菌病等。注意肝功能损害

注：标注"#"的"限制使用级"抗菌药物品种，按"非限制使用级"管理，但仍应按限用适应证及限制人群使用。

常见感冒药所含有效成分分析

　　感冒发烧头痛时，你和身边的人有没有以下这些情况：既吃止痛片，又吃其他感冒药，但没仔细看药物说明书；症状严重，擅自比规定剂量多服一两片；吃了某种感冒药无效，自己换一种继续服用；喜欢喝酒，酒后服用感冒药。其实，这样做很容易因对乙酰氨基酚服用过量而中毒，导致肝脏损伤。下面，我把常见感冒药所含有效成分分析列表（见附表2-1）供大家参考。切记：含有相同有效成分或者同类有效成分的不同感冒药不要同时吃！

附表 2-1　常见感冒药所含有效成分分析

以下药品常用于成人，某些药有儿童剂型。

药品商品名	药品通用名	含退烧止疼成分	含止鼻涕的成分	含止咳成分	含缓解鼻塞的成分	含其他成分
新康泰克	复方盐酸伪麻黄碱		氯苯那敏		伪麻黄碱	
泰诺	酚麻美敏	对乙酰氨基酚	氯苯那敏	右美沙芬	伪麻黄碱	
新帕尔克	氨麻美敏	对乙酰氨基酚	氯苯那敏	右美沙芬	伪麻黄碱	
雷蒙欣	氨麻美敏	对乙酰氨基酚	氯苯那敏	右美沙芬	伪麻黄碱	
海王银得菲	氨酚伪麻那敏	对乙酰氨基酚	氯苯那敏		伪麻黄碱	
快克	复方氨酚烷胺	对乙酰氨基酚	氯苯那敏			金刚烷胺、人工牛黄、咖啡因
感康	复方氨酚烷胺	对乙酰氨基酚	氯苯那敏			金刚烷胺、人工牛黄、咖啡因
仁和可立克	复方氨酚烷胺	对乙酰氨基酚	氯苯那敏			金刚烷胺、人工牛黄、咖啡因
严复利康	氨酚烷胺那敏	对乙酰氨基酚	氯苯那敏			金刚烷胺
日夜百服咛日片	氨酚伪麻美芬	对乙酰氨基酚	苯海拉明	右美沙芬	伪麻黄碱	
白加黑片	氨麻苯美	对乙酰氨基酚	苯海拉明	右美沙芬	伪麻黄碱	
日夜百服咛夜片	氨麻美敏	对乙酰氨基酚	氯苯那敏	右美沙芬	伪麻黄碱	
999感冒灵	感冒灵	对乙酰氨基酚	氯苯那敏			咖啡因、中药野菊花、三叉苦等

续表

药品商品名	药品通用名	含退烧止疼成分	含止鼻涕的成分	含止咳成分	含缓解鼻塞的成分	含其他成分
诺沙欣	感冒灵	对乙酰氨基酚	氯苯那敏			三叉苦、金盏银盘、野菊花、岗梅、薄荷素油、咖啡因
维 C 银翘	维 C 银翘	对乙酰氨基酚	氯苯那敏			金银花、连翘、荆芥、淡豆豉、淡竹叶、牛蒡子、芦根、甘草、桔梗、薄荷油、维生素 C
散利痛	复方对乙酰氨基酚	对乙酰氨基酚、异丙安替比林				咖啡因
必理通	对乙酰氨基酚	对乙酰氨基酚				
倍乐信	对乙酰氨基酚	对乙酰氨基酚				
百服咛	对乙酰氨基酚	对乙酰氨基酚				
泰诺林	对乙酰氨基酚	对乙酰氨基酚				咖啡因

以下药品常用于儿童

药品商品名	药品通用名	含退烧止疼成分	含止鼻涕的成分	含止咳成分	含缓解鼻塞的成分	含其他成分
优卡丹	氨酚烷胺颗粒	对乙酰氨基酚	氯苯那敏		伪麻黄碱	金刚烷胺、人工牛黄、咖啡因
好娃娃	氨酚烷胺颗粒	对乙酰氨基酚	氯苯那敏		伪麻黄碱	金刚烷胺、人工牛黄、咖啡因
金立爽	氨金黄敏	对乙酰氨基酚	氯苯那敏			金刚烷胺、人工牛黄
护彤	氨酚黄那敏	对乙酰氨基酚	氯苯那敏			人工牛黄
惠菲宁	美敏伪麻		氯苯那敏	右美沙芬	伪麻黄碱	
艾畅	伪麻美芬			右美沙芬	伪麻黄碱	
艾舒	愈酚伪麻				伪麻黄碱	愈创木酚甘油醚（注：化痰成分）

世界卫生组织儿童生长发育标准曲线（Z评分）

Z评分是评价0～5岁儿童营养与健康情况的常用指标，根据世界卫生组织推荐的各年龄组的身高（身长）、体重作为参考标准，计算儿童的Z评分（见附图3-1、附图3-2、附图3-3、附图3-4）。计算公式为：

Z评分＝【儿童测量（身高或体重）数据－标准（身高或体重）中位数】/该年龄标准（身高或体重）的标准差

Z评分评价儿童营养状况的常用指标有：①按年龄的体重：低于标准体重中位数减2个标准差为体重不足，体重不足率主要反映的是近期儿童的营养状况，常用来作为儿童营养不良的患病率。目前联合国儿童基金会以此作为衡量儿童营养状况的指标。②按年龄的身长：低于标准身长中位数减2个标准差为发育迟缓，主要反映出儿童慢性营养不良。

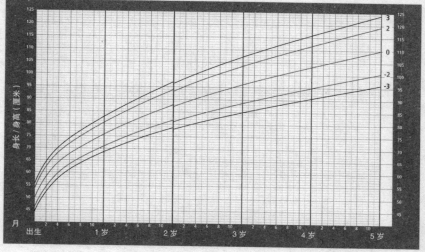

2006 年世界卫生组织儿童生长发育标准

附图 3-1　0 ～ 5 岁男童身长 / 身高增长参考曲线（Z 评分）

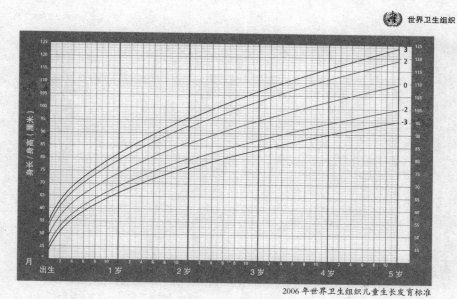

2006 年世界卫生组织儿童生长发育标准

附图 3-2　0 ～ 5 岁女童身长 / 身高增长参考曲线（Z 评分）

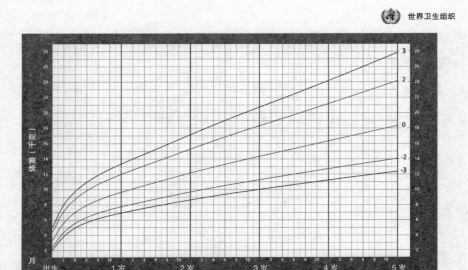

附图3-3 0～5岁男童体重增长标准曲线（Z评分）

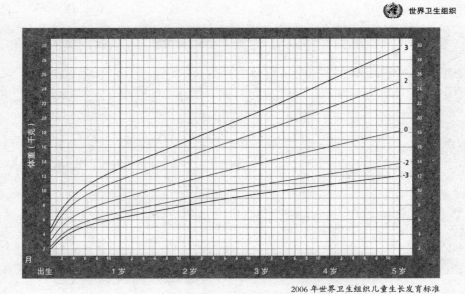

附图3-4 0～5岁女童体重增长标准曲线（Z评分）

中美疫苗接种计划对比

很多家长纠结二类苗里的流感疫苗要不要打，肺炎疫苗要不要打，打五联针还是分开打，错过了接种时间要不要从头接种，诸如此类的问题。希望这份中美疫苗接种计划对比能帮大家理清思路（见附表 4-1、附表 4-2 和附表 4-3）。

北京市第一类疫苗免疫程序

一类疫苗：是指政府免费向公民提供，公民应当依照政府的规定接受的疫苗，包括国家免疫规划确定的疫苗，省、自治区、直辖市人民政府在执行国家免疫规划时增加的疫苗，以及县级以上人民政府或者其卫生主管部门组织的应急接种或者群体性预防接种所使用的疫苗。

接种原则：免费接种。

注：本程序从 2009 年 1 月 1 日开始实施。表中疫苗为第一类疫苗，免费接种。今后如遇北京市免疫规划疫苗免疫程序调整，接种时应以调整后的新免疫程序为准。

附表 4–1 北京市第一类疫苗免疫程序

年龄	疫苗名称	针（剂）数	可预防疾病
出生	卡介苗	初种	结核病
	乙肝疫苗	第一针	乙型病毒性肝炎
1 月龄	乙肝疫苗	第二针	乙型病毒性肝炎
2 月龄	脊灰疫苗	第一剂	脊髓灰质炎
3 月龄	脊灰疫苗	第二剂	脊髓灰质炎
	无细胞百白破疫苗	第一针	百日咳、白喉、破伤风
4 月龄	脊灰疫苗	第三剂	脊髓灰质炎
	无细胞百白破疫苗	第二针	百日咳、白喉、破伤风
5 月龄	无细胞百白破疫苗	第三针	百日咳、白喉、破伤风
6 月龄	乙肝疫苗	第三针	乙型病毒性肝炎
	流脑疫苗	第一针	流行性脑脊髓膜炎
8 月龄	麻风二联疫苗	第一针	麻疹、风疹
9 月龄	流脑疫苗	第二针	流行性脑脊髓膜炎
1 岁	乙脑减毒疫苗	第一针	流行性乙型脑炎
18 月龄	甲肝疫苗	第一针	甲型病毒肝炎
	无细胞百白破疫苗	加强	百日咳、白喉、破伤风
	麻风腮疫苗	第一针	麻疹、风疹、流行性腮腺炎
2 岁	甲肝疫苗	第二针	甲型病毒肝炎
	乙脑减毒疫苗	第二针	流行性乙型脑炎
3 岁	流脑疫苗（A+C）	加强	流行性脑脊髓膜炎（A 群和 C 群）
4 岁	脊灰疫苗	加强	脊髓灰质炎
6 岁	白破疫苗	加强	白喉、破伤风
	麻风腮疫苗	第二针	麻疹、风疹、流行性腮腺炎
小学四年级	流脑疫苗（A+C）	加强	流行性脑脊髓膜炎（A 群和 C 群）
初中一年级	乙肝疫苗	加强	乙型病毒性肝炎
初中三年级	白破疫苗	加强	白喉、破伤风
大一新生	白破疫苗	加强	白喉、破伤风
	麻疹疫苗	加强	麻疹

北京市第二类疫苗免疫程序

第二类疫苗：是指由公民自费并且自愿接受的其他疫苗。

接种原则：自费、自愿接种。

附表 4-2 北京市第二类疫苗免疫程序

疫苗名称	治疗疾病	使用人群与接种次数
B 型流感嗜血杆菌结合疫苗	流感	6 月龄以下儿童注射 3 针，间隔 1~2 个月，一年后加强一次；6~12 月龄儿童注射 2 针，间隔 1 个月，于出生后第二年加强接种 1 次，1~5 岁儿童注射 1 针
水痘疫苗	水痘	1~12 岁儿童注射 1 针，13 岁以上接种 2 针，间隔 6~10 周
七价肺炎球菌结合疫苗	肺炎	3~6 月龄儿童接种 3 剂，3、4、5 月龄各一剂，每次至少间隔 1 个月；7~11 月龄儿童接种 2 剂，每次至少间隔 1 个月；12~23 月龄儿童接种 2 剂，每次至少间隔 2 个月，24 月龄~5 岁儿童接种 1 剂
23 价肺炎球菌多糖疫苗	肺炎	对于 2 岁以上体弱多病儿童，65 岁以上老年人、慢性疾病患者或免疫功能减弱的人群，注射 1 针，高危人群 5 年后加强 1 次，健康人不需加强
流感疫苗	流感	6~35 月龄儿童注射 2 针，间隔 1 个月，每针 0.25 毫升；3 岁以上儿童或成人注射 1 针，每针 0.5 毫升。该疫苗在每年 9~12 月接种
出血热疫苗	流行性出血热	使用于 16~60 岁流行性出血热疫区易感人群
狂犬疫苗	狂犬病	犬类动物咬伤或抓伤者按 0、3、7、14、28（或 30）天程序接种，越早越好，咬伤严重者在医生指导下酌情用抗狂犬病血清。特殊职业人群或宠物饲养者按 0、7、21（或 28）天程序做预防注射，以后根据抗体检查结果加强
轮状病毒疫苗	小儿秋季腹泻	2 月龄~3 岁以内婴幼儿每年口服 1 次

注：表中疫苗全部为自费疫苗，自愿接种，必须在医生指导下进行接种。

附表 4-3　美国疾病预防控制中心 2 岁前儿童疫苗接种推荐

出生	HepB						
2 月龄	HepB 1～2 月龄	+ DTaP	+ PCV	+ Hib	+Polio	+ RV	
4 月龄	+ DTaP	+ PCV	+ Hib	+Polio	+ RV		
6 月龄	HepB 6～18 月龄	+ DTaP	+ PCV	+ Hib	+Polio	+ RV	（Influenza） 6 月龄～18 岁
12 月龄	MMR 12～15 月龄	+ PCV 12～15 月龄	+ Hib 12～15 月龄	+ Varicella 12～15 月龄	+ HepA 12～23 月龄		（Influenza） 6 月龄～18 岁
15 月龄	DtaP 15～18 月龄						（Influenza） 6 月龄～18 岁

中英对照：

HepB：乙肝疫苗

DTaP：百白破疫苗

PCV：肺炎疫苗

Hib：B 型流感嗜血杆菌疫苗

Polio：脊灰疫苗

RV：口服轮状病毒疫苗

Influenza：流感疫苗

MMR：麻腮风疫苗

Varicella：水痘疫苗

HepA：甲肝疫苗

DTap（百白破）+ IPV（脊灰）+ Hib（B 型流感嗜血杆菌）=5in1（五联针）

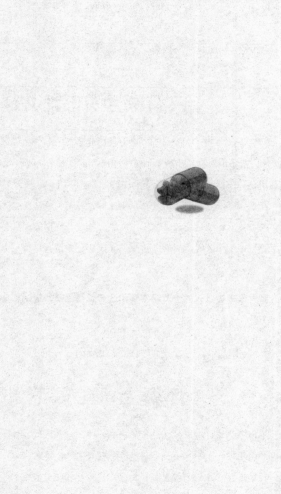

《只有医生知道！1》

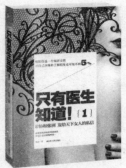

作者：张羽
出版时间：2013年1月

　　这是一本有关女性的百科全书。抱着"大医治未病"的愿景，作者通过一个个生动的故事，在幽默而不乏温情的叙述中，力图帮助女性真正了解自己的身体，懂得爱护并且知道如何爱护自己，让女性真正掌控自己的身体、命运和生活的方向，不再受到无谓的伤害。

　　半年时间畅销40余万册，开创西医写作新风格，寓知识于故事，使科普不再乏味。

* * *

《只有医生知道！2》

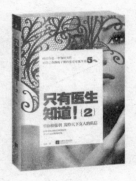

作者：张羽
出版时间：2013年11月

　　《只有医生知道！1》畅销40余万册，开创西医写作的新风格，寓知识于故事，使科普不再乏味。作者张羽医生应广大读者要求，诚意奉上该系列第二本，生动讲述只有医生才知道的：1. 服用21天避孕药=30天无后顾之忧的超爽快感＋美肤＋调教大姨妈，甚至可以不长胖，天底下居然有这样的好事儿！ 2.药流有风险，人流需谨慎，人流手术并发症那点儿小概率事件落在你头上就是百分之百！ 3.宫颈糜烂是病的说法太out了，让想借此宰你一刀的医疗机构见鬼去吧……

　　第一本未被收入的十万字手稿和读者反馈最想知道的医学知识，第二本诚意奉上！

* * *

《怀得上，生得下》

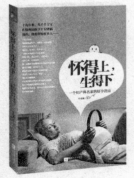

作者：叶敦敏
出版时间：2013年8月

　　不得不承认，越来越多高学历、高职位、高薪酬的女性不会生孩子了。怀不上、保不住、生不下……一场生育危机似乎已经到来！

　　叶敦敏，广州妇产科名医，将多年诊疗经验集结成书。十几年来，几千个宝宝在他的协助下平安降临，现在，他想帮助更多人……破解似是而非的生育传言，传播正确规范的医学知识，让每一个女人都享受做母亲的甜蜜！看完此书，很多生育问题都有了答案。

　　一本写给所有育龄女性的贴心读物，一本丈夫送给妻子、妈妈送给女儿的好孕之书，让你少点纠结，少走弯路，少受折腾，顺顺利利地升级当妈！